无梗五加生物活性成分提取纯化关键技术

冯颖
孟宪军　著
李斌

中国轻工业出版社

图书在版编目（CIP）数据

无梗五加生物活性成分提取纯化关键技术/冯颖，孟宪军，李斌著.
—北京：中国轻工业出版社，2020.10
ISBN 978-7-5184-3140-3

Ⅰ.①无… Ⅱ.①冯…②孟…③李… Ⅲ.①五加—生物活性—
提取②五加—生物活性—药物分析 Ⅳ.①R282.71

中国版本图书馆 CIP 数据核字（2020）第 153162 号

责任编辑：马　妍　张浅予
策划编辑：马　妍　　　责任终审：劳国强　　封面设计：锋尚设计
版式设计：砚祥志远　　责任校对：朱燕春　　责任监印：张　可

出版发行：中国轻工业出版社（北京东长安街 6 号，邮编：100740）
印　　刷：三河市国英印务有限公司
经　　销：各地新华书店
版　　次：2020 年 10 月第 1 版第 1 次印刷
开　　本：720×1000　1/16　印张：16.25
字　　数：300 千字
书　　号：ISBN 978-7-5184-3140-3　定价：68.00 元
邮购电话：010-65241695
发行电话：010-85119835　传真：85113293
网　　址：http：//www.chlip.com.cn
Email：club@ chlip.com.cn
如发现图书残缺请与我社邮购联系调换
200097K1X101ZBW

前言
PREFACE

无梗五加，又称短梗五加，其含有丰富的生物活性成分。2008年，无梗五加被卫生部批准为新资源食品，它在食品及药品领域应用前景广阔，引发越来越多的医学、药学、食品、林产、植物化学、生物技术及农业领域相关科研人员、技术人员的关注，很多新产品陆续面市或正处于研发阶段。

近年来，涉及无梗五加生物学、资源学、经济价值与用途及栽培技术的专业书籍陆续出版，但均未有无梗五加生物活性成分提取纯化、组成分析、生物活性及产品加工方面的介绍。本书编者自2003年以来开始系统研究无梗五加的生物化学成分，在应用现代高新技术提取纯化其多糖、黄酮、花色苷、多酚等生物活性成分及进行活性分析研究方面积累了一定的成果，生物活性成分的提取效率、得率及纯度均取得了较好的效果，生物活性也得到了进一步的明确，该成果可为相关领域同行提供有效的理论和应用指导。

本书着重介绍了无梗五加多糖、黄酮、花色苷、多酚等主要生物活性成分的提取、纯化、组成及生物活性，并对无梗五加果粉、泡腾片产品生产技术进行了详细介绍。本书的出版，有利于医学、药学、食品、林产、植物化学、生物技术等领域科研人员、技术研发人员有效利用该资源提取纯化其生物活性成分进行植物提取物生产及相关科学研究，加快其生产应用的步伐，拓展其应用范围，提高原料综合利用经济效益，带动农业种植，创造更大的经济效益和社会效益。

本书研究成果涉及实验内容得到了王晶晶、于磊、陈巧红、张彬、何群、赵琳娜、侯璐、甄国君、赫子涵的辛勤付出，同时得到果蔬加工团队、小浆果团队各位老师的热情帮助，得到沈阳农业大学食品学院各位领导的大力支持，左雨禾、孟红伟等同学对相关数据的统计处理工作辛勤付出，在此一并深表感谢！

由于编写时间仓促，作者水平有限，书中错误和不足之处在所难免，恳请读者谅解并提出宝贵的建议。

冯颖

2020 年 8 月

目录

CONTENTS

第一篇　无梗五加多糖

第二篇　无梗五加黄酮

第三篇　无梗五加花色苷

第四篇　无梗五加多酚

第五篇　无梗五加生物活性成分综合提取

第六篇　无梗五加果粉及泡腾片生产工艺

第一篇
无梗五加多糖

第一章
无梗五加多糖提取工艺

第一节　概述

多糖提取大多采用不同温度的水和稀碱溶液，其中，水为常用提取溶液。对一些含脂较高的根、茎、叶、花、果及种子类，在用水提取前，应先脱脂。为了提高多糖的提取率，可使用超声波、微波或一些酶进行辅助提取。其中，微波辅助提取技术和超声波辅助提取技术具有选择性高、快速高效、节能、节省溶剂、污染小等优点。

多糖是多羟基的醛或酮，可溶于水，在多糖水溶液中加入乙醇会破坏多糖水溶液中的氢键，从而降低多糖在水中的溶解度，使多糖以沉淀的形式析出。因此，利用多糖溶于水而不溶于高体积分数乙醇的性质，可使多糖从水提取液中沉淀出来以制得粗多糖。

第二节　浸提法提取无梗五加多糖工艺

一、材料与方法

（一）材料与试剂

无梗五加果实，辽宁省丹东农业科学院提供。

主要试剂：石油醚、无水乙醇、葡萄糖、乙醚、丙酮、苯酚、浓硫酸等均为分析纯。

（二）主要仪器设备

7200 型可见分光光度计，尤尼柯（上海）有限公司；电热恒温水浴锅，常州国华电器有限公司；RE-52 型旋转蒸发仪，上海博通经贸有限公司；SHZ-Ⅲ型循环水真空泵，上海华琦科学仪器有限公司；TDL-5000B 型离心机，上海安亭科学仪器厂；102 型电热鼓风干燥箱，天津实验仪器厂；圆筒式压滤器，绍兴市卫星医疗设备制造有限公司。

（三）试验方法

1. 无梗五加果多糖提取工艺流程

无梗五加果实→ 自然干燥 → 60℃烘干 → 粉碎 → 石油醚脱脂 → 烘干 →

提取 → 抽滤 →滤液→ 浓缩 → 醇沉 → 抽滤 → 洗涤 → 干燥 →粗多糖

2. 无梗五加果多糖的提取

无梗五加果实于 60℃下烘干，粉碎后，用滤纸包好于索氏提取器中，经石油醚脱脂至溶剂无色，挥发干石油醚，采用水提醇沉法提取多糖，确定最佳提取工艺条件。

（1）水浸提单因素试验　准确称取 2g 脱脂后的样品，加入一定体积的水于一定温度下，浸提一定时间。分别考察提取温度、浸提时间、料液比对多糖提取率的影响。

（2）水浸提正交试验　在单因素试验基础上，以提取温度、浸提时间、料水比为考察因素，以无梗五加果多糖提取率为考察指标，选用 L9（3^4）正交表，对无梗五加果多糖的水浸提工艺条件进行研究。

（3）水浸提次数的确定　采用正交试验确定了无梗五加果多糖水提工艺的提取温度、浸提时间、料水比后，在该工艺条件下，对无梗五加果反复提取，进一步研究提取次数对多糖提取率的影响。

（4）醇沉工艺条件的确定　将水提液浓缩到原体积的 1/5 左右，加入不同体积倍数的无水乙醇，静置过夜，5000r/min 离心 15min，取沉淀物于 60℃干燥。以醇沉物干燥后重量及多糖沉淀重量为考察指标，确定最佳乙醇加入量。

3. 多糖含量的测定

采用苯酚硫酸法（张惟杰，1999）。

（1）苯酚试剂的制备　100g 左右分析纯苯酚，加入 0.1g 铝片，0.05g NaHCO₃，蒸馏，收集馏分（无色液，182℃馏分）。取 5g 苯酚馏分，至 100mL 容量瓶中，加蒸馏水使其溶解并稀释至刻度，配制成 5% 苯酚，置于棕色瓶中，冰箱避光长期保存。

（2）标准曲线的制作　准确称取 105℃烘干至恒重的 25mg 标准葡萄糖于250mL 容量瓶中定容。分别吸取 0mL，0.1mL，0.2mL，0.3mL，0.4mL，0.5mL，

0.6mL, 0.7mL 葡萄糖液置于干燥具塞试管中，加水定容至 2.0mL，分别加入 1.0mL 5% 苯酚及 5.0mL 浓硫酸，迅速摇匀，室温静置 25min，490nm 处测吸光度，以蒸馏水按同样显色操作为空白对照，以多糖浓度为横坐标，吸光度为纵坐标，绘制标准曲线，计算出回归方程。

（3）样品中多糖含量的测定　精确吸取多糖样品溶液 2.0mL，同标准曲线的操作加入显色剂，测定吸光度，将其代入回归方程，计算多糖含量（式 1-1）。

$$多糖提取率(\%) = \frac{提取出的多糖质量}{原料质量} \times 100\% \qquad (1-1)$$

二、结果与分析

（一）无梗五加果多糖水浸提单因素试验

1. 提取温度对无梗五加果多糖提取的影响

由表 1-1 可知，随提取温度升高，多糖提取率增大。当温度达到 80℃，多糖提取率增幅不明显，且高温易造成多糖分解，破坏多糖生物活性，所以提取温度以 80℃ 为宜。

表 1-1　　　　　　　　　　提取温度对多糖提取的影响

温度/℃	20	40	60	80	100
多糖提取率/%	1.99	2.08	2.22	2.30	2.35

注：料液比 1：40，提取时间 1h。

2. 浸提时间对无梗五加果多糖提取的影响

由表 1-2 可知，随浸提时间延长，多糖提取率增大，浸提时间超过 4h，多糖提取率增长趋势不明显，因此，浸提时间 4h 为宜。

表 1-2　　　　　　　　　　浸提时间对多糖提取的影响

浸提时间/h	1	2	3	4	5
多糖提取率/%	2.05	2.20	2.29	2.43	2.45

注：料液比 1：40，提取温度 80℃。

3. 料液比对无梗五加果多糖提取的影响

由表 1-3 可知，随提取液用量增加，多糖提取率增大，当料液比达到 1：70 以后，多糖提取率增长趋于平缓，水量增加会加重后序浓缩负担，加大能源消耗，因此，料液比以 1：70 为宜。

表 1-3　　　　　　　　料液比对多糖提取的影响

料液比/(g/mL)	1：30	1：50	1：70	1：90	1：110
多糖提取率/%	2.30	2.40	2.50	2.56	2.57

注：提取温度 80℃，提取时间 4h。

（二）无梗五加果多糖水浸提正交试验

在单因素试验的基础上，以浸提温度、料液比、浸提时间为考察因素，以多糖提取率为考察指标，进行多糖水浸提正交试验。因素水平见表 1-4。正交试验结果分析见表 1-5。

表 1-4　　　　　无梗五加果多糖水浸提正交试验因素水平表

水平	因素		
	A 浸提温度/℃	B 料液比/(g/mL)	C 浸提时间/h
1	70	1：60	2
2	80	1：70	3
3	90	1：80	4

表 1-5　　　　　　　　正交试验方案及结果分析

序号	A 温度/℃	B 料液比/(g/mL)	C 时间/h	多糖提取率/%
1	1 (70)	1 (1：60)	1 (2)	1.89
2	1	2 (1：70)	2 (3)	2.84
3	1	3 (1：80)	3 (4)	2.50
4	2 (80)	1	2	2.63
5	2	2	3	2.76
6	2	3	1	2.36
7	3 (90)	1	3	1.94
8	3	2	1	1.93
9	3	3	2	1.87
K_1	2.41	2.15	2.06	

续表

序号	A 温度/℃	B 料液比/(g/mL)	C 时间/h	多糖提取率/%
K_2	2.58	2.51	2.45	
K_3	1.91	2.24	2.40	
R	0.67	0.36	0.39	

由极差分析可知，各因素对多糖提取的影响由大到小为浸提温度 A >浸提时间 C >料液比 B。根据正交试验得到无梗五加果多糖水浸提最佳工艺条件为 $A_2B_2C_2$，即浸提温度为80℃，料液比为1∶70，提取时间为3h。

(三) 无梗五加果多糖水浸提次数的确定

由表1-6可知，当提取次数超过2次，多糖提取率增幅不明显，两次提取可将无梗五加果中多糖基本提取完全，所以，确定提取次数为2次。

表1-6　　　　　　　　　　提取次数对多糖提取的影响

浸提次数	1	2	3
多糖提取率/%	2.64	2.96	2.99

(四) 醇沉工艺条件的确定

由图1-1可知，随乙醇加入量的增加，沉淀物重量随之增加，当乙醇用量增加到浓缩液量的5倍后，沉淀重量增加缓慢。由图1-2可知，当乙醇用量达到浓缩液量5倍以后，多糖沉淀量反而下降。说明高浓度醇会导致一些杂质的沉淀和多糖的溶出，致使沉淀物中多糖纯度下降。所以，5倍醇沉比较适宜。

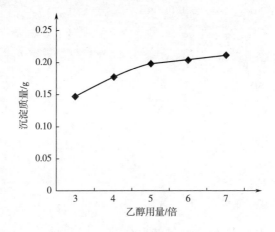

图1-1　乙醇用量对沉淀质量的影响

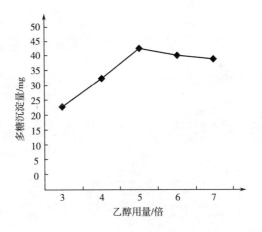

图1-2　乙醇用量对多糖沉淀量的影响

三、结论

通过单因素试验，研究了浸提温度、浸提时间、料液比对无梗五加果多糖提取的影响，为正交试验因素水平的设置提供了依据。由正交试验极差分析得出，温度对多糖提取影响最大，多糖水浸提的最佳工艺条件为：浸提温度80℃，料液比1：70，提取时间3h。以提取2次为宜。提取液醇沉时，以5倍醇沉为宜，高浓度醇会导致沉淀中多糖质量分数下降，杂质增加，不利于后序多糖分离纯化。

影响多糖醇沉工艺的因素有无水乙醇的加入量、静置时间等。李宏燕等（2005）认为由于多糖的相对分子质量范围较宽，在低体积分数乙醇溶液中相对分子质量较小的多糖不能被沉淀下来，随着乙醇体积分数的增加和静置时间的延长，多糖的沉淀质量逐渐增加，但是，由于多糖组成中有多羟基的醛和酮，当乙醇体积分数达到一定值后，其分子中的羟基会与多糖分子中的羟基形成互溶体系，从而使得多糖的沉淀质量有所减少。本试验研究发现，随乙醇加入量的增加，多糖沉淀量增加，当乙醇加入体积为粗多糖溶液体积的5倍时，多糖沉淀量最大。随乙醇加入量的继续增加，多糖沉淀量反而下降，而沉淀物总的质量却变化不大，说明高浓度醇会导致一些杂质的沉淀。此外，本试验研究发现，醇沉时加醇应采用慢加快搅的方法，以使加入的乙醇迅速分散，避免局部浓度过高，形成大块沉淀，包裹溶液中其他杂质，混入沉淀中，致使沉淀中多糖纯度降低，且应按一个方向搅动，以免使料液乳化，使沉淀不易下沉分层。

第三节　响应面法优化无梗五加多糖的微波法和超声波法提取工艺

一、材料与方法

（一）材料与试剂

无梗五加果实，辽宁省丹东农业科学院提供。

无水乙醇、丙酮、乙醚、葡萄糖、浓硫酸、苯酚，均为分析纯。

（二）主要仪器设备

7200 型可见分光光度计，尤尼柯（上海）有限公司；微波炉，Galanz 公司；KQ-250DB 型数控超声波清洗器，昆山市超声仪器有限公司；SHZ-ⅢB 型循环水真空泵，上海华琦科学仪器有限公司；分析天平，沈阳龙腾电子称量仪器公司。

（三）试验方法

1. 无梗五加果实多糖制取工艺流程

无梗五加果实→ 粉碎 → 微波（超声波）提取 → 抽滤 →滤液→ 醇沉过夜 → 抽滤 → 洗涤 → 干燥 →粗多糖。

准确称取 2g 无梗五加果实粉进行提取，提取液抽滤后加入无水乙醇（使乙醇浓度达到 75%）静置约 12h 以沉淀多糖，抽滤后收集多糖，依次用无水乙醇、丙酮、乙醚反复洗涤后 60℃烘干得粗多糖。取 0.010g 粗多糖用蒸馏水溶解并定容至 10mL，测定多糖含量，计算多糖提取率，考察不同因素不同水平对提取效果的影响。

2. 多糖含量的测定

同第一章第二节（三）试验方法中多糖含量的测定。

3. 微波辅助提取无梗五加果多糖响应面试验设计

采用 Box-Behnken Design，以提取温度、提取时间、料液比为主要考察因子（自变量），分别用 X_1，X_2，X_3 表示，并以 1、0、-1 分别代表自变量的高、中、低水平，各因素各水平的设计见表 1-7。

表 1-7 微波辅助提取无梗五加果多糖响应面试验因素水平及编码

因素	代码	编码水平		
		-1	0	1
时间/s	X_1	60	70	80
功率/W	X_2	中低	中	中高
料液比/(g/mL)	X_3	1:40	1:50	1:60

4. 超声波辅助提取无梗五加果多糖响应面试验设计

采用 Box-Behnken Design，以超声波功率、提取时间、提取温度、料液比为主要考察因子（自变量），分别用 X_1、X_2、X_3、X_4 表示，并以 1、0、-1 分别代表自变量的高、中、低水平，各因素各水平的设计见表 1-8。

表 1-8 超声波辅助提取无梗五加果多糖试验因素水平及编码

因素	代码	编码水平		
		-1	0	1
时间/min	X_1	30	40	50
温度/℃	X_2	40	50	60
功率/%	X_3	70	80	90
料液比/(g/mL)	X_4	1:50	1:60	1:70

二、结果与分析

（一）响应面法优化微波辅助提取无梗五加果多糖

1. 响应曲面法的试验设计及结果

响应曲面法的试验设计及结果见表 1-9 所示。

表 1-9 微波辅助提取无梗五加果多糖响应面试验设计与结果

试验号	编码水平			多糖提取率/%
	X_1	X_2	X_3	
1	0	0	0	3.01641
2	1	-1	0	4.78419
3	-1	0	-1	3.95661
4	0	0	0	3.39203

续表

试验号	编码水平			多糖提取率/%
	X_1	X_2	X_3	
5	−1	1	0	4.63073
6	0	−1	−1	3.77783
7	1	0	1	3.14796
8	0	1	−1	5.04758
9	0	−1	1	3.42538
10	1	0	−1	5.23633
11	1	1	0	3.86150
12	−1	−1	0	3.27445
13	0	1	1	2.63676
14	−1	0	1	3.35209
15	0	0	0	2.77342

2. 试验结果的方差分析和回归方程

利用 Minitab 15 软件对表 1-9 中的试验数据进行多元回归拟合。

表 1-10 为回归分析结果表明该模型回归显著，并且该模型的 $R^2 = 0.9780$，说明通过二次回归得到的多糖提取率的模型与实际实验拟合较好，自变量和响应值之间关系显著。从回归方程各项的方差分析结果还可以看出，方程的失拟项 $P = 0.981$，不显著，表明该方程对实验结果拟合良好，实验误差小，因此，可用该回归方程代替实验真实点对实验结果进行分析和预测。

表 1-10　　　　　　　　回归方程各项的方差分析

来源	自由度	平方和	均方差	F	P	显著性
模型	9	9.29619	1.03291	24.69	<0.001	***
线性	3	4.23810	1.41270	33.76	<0.001	***
平方	3	2.14998	0.71666	17.13	0.005	**
交互作用	3	2.90811	0.96937	23.17	0.002	**
失拟	3	0.01494	0.00498	0.05	0.981	
残差误差	5	0.20921	0.04184			
纯误差	2	0.19427	0.09714			
合计	14	9.50540				

注：*** 为差异极显著（$P < 0.001$）；** 为差异高度显著（$P < 0.01$）；* 为差异显著（$P < 0.05$）；$R^2 = 0.9780$，$R^2_{调整} = 0.9384$。

表 1-11 所示为回归模型系数显著性检验，由表 1-11 可知各因素对无梗五加果实多糖得率的影响是 $X_1 > X_2 > X_3$，即提取时间对无梗五加果实多糖得率的影响最大，其次是提取功率，最后是料液比。交互项 X_1X_2，X_1X_3，X_2X_3 显著（$P < 0.05$），表明提取时间、提取功率和料液比之间存在显著交互作用，各因素对无梗五加果实多糖得率的影响不是简单的线性关系。各因素拟合后，选择对响应值显著的各项，得到无梗五加果实多糖得率对编码自变量的二次多项式回归方程为：$Y = 3.0606 + 0.2270X_1 + 0.1143X_2 - 0.6820X_3 + 0.6392X_1^2 + 0.4379X_2^2 + 0.2234X_3^2 - 0.5697X_1X_2 - 0.3710X_1X_3 - 0.5146X_2X_3$。

表 1-11　　　　　　　　　回归模型系数显著性检验

项	系数	系数标准误差	T	P	显著性
常量	3.0606	0.1181	25.916	0.000	
X_1	0.2270	0.0723	3.129	0.026	*
X_2	0.1143	0.0723	1.581	0.175	
X_3	-0.6820	0.0723	-9.431	< 0.001	***
X_1^2	0.6392	0.1065	6.005	0.002	***
X_2^2	0.4379	0.1065	40113	0.009	***
X_3^2	0.2234	0.1065	2.099	0.090	
X_1X_2	-0.5697	0.1023	-5.571	0.003	**
X_1X_3	-0.3710	0.1023	-3.627	0.015	*
X_2X_3	-0.5146	0.0123	-5.031	0.004	**

注：*** 为差异极显著；** 为差异高度显著；* 为差异显著。

3. 响应面分析

RSM 方法可以得到特定的响应值 Y 与对应的因素 X_1、X_2、X_3 构成的一个三维空间的响应面图，可以直观地反映各因素对响应值的影响，从实验所得的响应面分析图上可以找到它们在反应过程中的相互作用。回归优化响应面曲面图见图 1-3。

如果一个响应曲面坡度相对平缓，表明其可以忍受处理条件的变异，而不影响到响应值的大小，相反，如果一个响应曲面坡度非常陡峭，表明响应值对于处理条件的改变非常敏感。比较图 3-1 可知，提取时间对多糖提取率的影响最为显著，表现为曲线较陡；而提取功率和料液比次之，表现为曲线较为平滑，且随其数值的增加或减少，响应值变化较小。

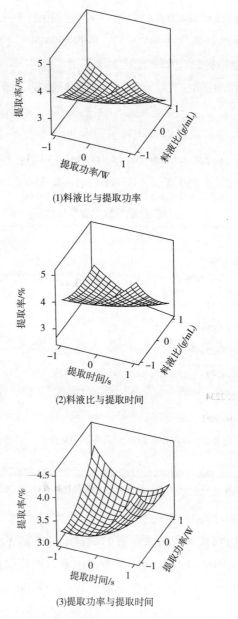

(1)料液比与提取功率

(2)料液比与提取时间

(3)提取功率与提取时间

图 1-3　微波法提取无梗五加果多糖响应曲面分析

如图 1-3（1）所示，提取功率对多糖提取率的影响变化趋势受料液比的交互作用的影响。当提取功率较小时，多糖提取率随料液比的增加变化不明显，当提取功率较大时，多糖提取率随料液比的增加而急剧减小。

如图 1-3（2）所示，提取时间对多糖提取率的影响变化趋势受料液比的交互作用的影响。当提取时间较小时，多糖提取率随料液比的增加变化不明显，当提取时间较大时，多糖提取率随料液比的增加而急剧减小。

如图 1-3（3）所示，提取时间对多糖提取率的影响变化趋势受提取功率的交互作用的影响。当提取时间较小时，多糖提取率随料液比的增加而急剧增加，当提取时间较大时，多糖提取率随提取功率的增加下降。

回归模型预测的无梗五加果多糖提取的最佳工艺条件为：料液比 1：40（g/mL）、提取时间 80s、提取功率中高火，无梗五加果多糖提取的理论值达到 3.700%。

4. 试验模型的验证和比较

设定提取次数为 1 次，根据最优化的工艺流程，采用料液比 1：40（g/mL）（取 2g 无梗五加果粉末）、提取时间 80s、提取功率中高火的工艺条件提取无梗五加果多糖。测定无梗五加果多糖提取率，以验证响应面法的可行性。结果显示，提取率为 3.482%，与理论最大值接近，偏差较小，说明回归模型可以较好地反映出无梗五加果多糖提取的最佳条件，也说明响应面法对无梗五加果多糖提取条件参数优化的可行性。

（二）响应面法优化超声波辅助提取无梗五加果多糖

1. 响应曲面法的试验设计及结果（表 1-12）

表 1-12　超声波辅助提取无梗五加果多糖响应面设计与试验结果

试验号	编码水平				多糖提取率/%
	X_1	X_1	X_1	X_1	
1	−1	−1	0	0	2.05906
2	0	1	1	0	4.07057
3	−1	0	0	1	1.70975
4	−1	0	1	0	4.06428
5	1	1	0	0	3.49777
6	1	0	0	−1	1.38582
7	0	−1	1	0	4.46912
8	0	0	−1	1	3.64798
9	1	0	−1	0	4.59516

续表

试验号	编码水平				多糖提取率/%
	X_1	X_1	X_1	X_1	
10	0	0	1	−1	3.27472
11	0	0	0	0	3.45425
12	0	1	0	1	3.87778
13	0	0	0	0	3.89607
14	0	−1	−1	0	3.31850
15	0	1	0	−1	2.72876
16	0	−1	0	1	3.18806
17	0	0	1	1	4.57036
18	1	−1	0	0	3.38934
19	0	−1	0	−1	2.26653
20	−1	0	−1	0	2.68076
21	1	0	1	0	3.57326
22	0	1	−1	0	5.05203
23	0	0	0	0	3.64855
24	0	0	−1	−1	3.27625
25	−1	0	0	−1	2.69909
26	1	0	0	1	4.08308
27	−1	1	0	0	3.02992

2. 试验结果的方差分析和回归方程

利用 Minitab 15 软件对表 1-12 中的试验数据进行多元回归拟合和方差分析，结果见表 1-13。

表 1-13　　　　　　　　回归方程各项的方差分析

来源	自由度	平方和	均方差	F	P	显著性
模型	14	20.0609	1.43292	61.53	<0.001	***
线性	4	5.2345	1.30862	56.19	<0.001	***
平方	4	8.4334	2.10836	90.54	<0.001	***

续表

来源	自由度	平方和	均方差	F	P	显著性
交互作用	6	6.3930	1.06550	45.75	< 0.001	***
失拟	10	0.1814	0.01814	0.37	0.885	
残差误差	12	0.2795	0.02329			
纯误差	2	0.0981	0.04904			
合计	26	20.3404				

注：$R^2 = 0.9863$，$R^2_{调整} = 0.9702$。

表 1-13 所示为回归分析结果表明该模型回归显著，并且该模型的 $R^2 = 0.9863$，说明模型与实际实验拟合较好，自变量和响应值之间关系显著。从回归方程各项的方差分析结果还可以看出，方程的失拟项 $P = 0.885$，不显著，表明该方程对实验结果拟合良好，实验误差小，因此，可用该回归方程代替实验真实点对实验结果进行分析和预测。

由表 1-14 可知，各因素对无梗五加果实多糖得率的影响是 $X_4 > X_1 > X_2 > X_3$，即料液比对无梗五加果实多糖得率的影响最大，其次是提取时间、提取温度，最后是提取功率。交互项除 X_2X_4 不显著外（$P > 0.05$），其余之间都显著，即除提取温度和料液比之间不存在显著交互作用，其余之间都存在显著的交互作用，各因素对无梗五加果实多糖得率的影响不是简单的线性关系。各因素拟合后，选择对响应值显著的各项，得到无梗五加果实多糖得率对编码自变量的二次多项式回归方程为：$Y = 3.666 + 0.357X_1 + 0.297X_2 + 0.121X_3 + 0.454X_4 - 0.592X_1^2 + 0.636X_3^2 - 0.599X_4^2 - 0.21561X_1X_2 - 0.601X_1X_3 + 0.922X_1X_4 - 0.533X_2X_3 + 0.231X_3X_4$。

表 1-14　　　　　　　　回归模型系数显著性检验

项	系数	系数标准误差	T	P
常量	3.666	0.088	41.613	0.000
X_1	0.357	0.044	8.099	< 0.001
X_2	0.297	0.044	6.746	< 0.001
X_3	0.121	0.044	2.746	0.018
X_4	0.454	0.044	10.302	< 0.001
X_1^2	-0.592	0.066	-8.955	< 0.001

续表

项	系数	系数标准误差	T	P
X_1^2	-0.069	0.066	-1.047	0.316
X_3^2	0.636	0.066	9.632	<0.001
X_4^2	-0.599	0.076	-9.067	<0.001
X_1X_2	-0.216	0.076	-2.826	0.015
X_1X_3	-0.601	0.076	-7.881	<0.001
X_1X_4	0.922	0.076	12.079	<0.001
X_2X_3	-0.533	0.076	-6.986	<0.001
X_2X_4	0.057	0.076	0.745	0.470
X_3X_4	0.231	0.076	3.027	0.011

3. 响应面分析

由图 1-4 可知，料液比对多糖提取率的影响最为显著，表现为曲线较陡；而提取温度、料液比和提取时间次之，表现为曲线较为平滑，且随其数值的增加或减少，响应值变化较小。

如图 1-4（1）所示，提取功率对多糖提取率的影响变化趋势受料液比的交互作用的影响。当提取功率较小时，多糖提取率随料液比的增加先快速增加到峰值后迅速减少，当提取功率较大时，多糖提取率随料液比的增加而急剧增加。

如图 1-4（2）所示，提取时间对多糖提取率的影响变化趋势受提取温度的交互作用的影响。当提取时间较小时，多糖提取率随提取温度的增加而急剧增加，当提取时间较大时，多糖提取率随提取温度的增加变化不明显。

如图 1-4（3）所示，提取时间对多糖提取率的影响变化趋势受提取功率的交互作用的影响。当提取时间较小时，多糖提取率随提取功率的增加而急剧增加，当提取时间较大时，多糖提取率随提取功率的增加而下降。

如图 1-4（4）所示，提取时间对多糖提取率的影响变化趋势受料液比的交互作用的影响。当提取时间较小时，多糖提取率随料液比的增加减小，当提取时间较大时，多糖提取率随料液比的增加而急剧增加。

如图 1-4（5）所示，提取温度对多糖提取率的影响变化趋势受提取功率的交互作用的影响。当提取温度较低时，多糖提取率随提取功率的增加而急剧增加，当提取温度较高时，多糖提取率随提取功率的增加降低。

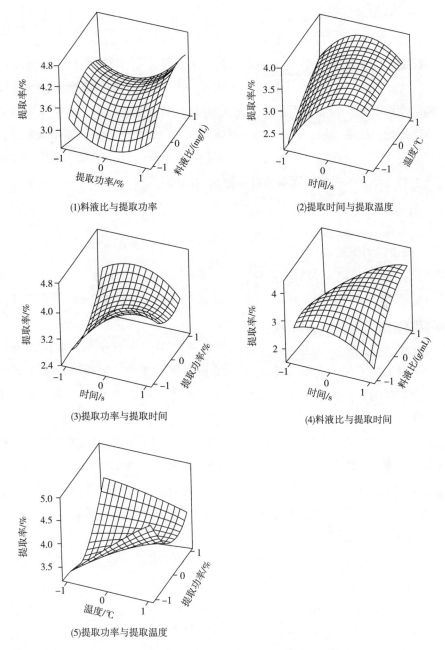

(1)料液比与提取功率

(2)提取时间与提取温度

(3)提取功率与提取时间

(4)料液比与提取时间

(5)提取功率与提取温度

图1-4 超声波法提取无梗五加果多糖响应曲面分析

回归模型预测的无梗五加果多糖提取的最佳工艺条件为：料液比1∶70（g/mL）、提取时间50min、提取功率70%、提取温度60℃，无梗五加果多糖提取的理论值达到 3.69586%。

4. 试验模型的验证和比较

设定提取次数为 1 次，根据最优化的工艺流程，采用料液比 1：70（g/mL）（取 2g 无梗五加果粉末）、提取时间 50min、提取功率 70%、提取温度 60℃ 的工艺条件提取无梗五加果多糖。测定无梗五加果多糖提取率，以验证响应面法的可行性。结果显示，提取率 3.491%，与理论最大值接近，偏差较小，说明回归模型可以较好地反映出无梗五加果多糖提取的最佳条件，也说明了响应面法对无梗五加果多糖提取条件参数优化的可行性。

三、结论

(一) 微波辅助提取法

利用 Minitab 15 软件对实验数据进行多元回归拟合，建立了一个无梗五加果多糖得率与各影响因子的多元二次回归方程：$Y = 3.0606 + 0.2270X_1 - 0.6820X_3 + 0.6392X_1^2 + 0.4379X_2^2 - 0.5697X_1X_2 - 0.3710X_1X_3 - 0.5146X_2X_3$。

方差分析表明，该模型能较好地反映提取因素液料比、提取时间和提取功率和无梗五加果多糖得率之间的关系。提取功率、提取时间 2 个因素的二次方对响应值影响显著，提取功率、液料比和提取时间之间交互作用显著（$P > 0.05$）。

分析各因素显著性及其交互作用的基础上，得到无梗五加果多糖的最佳提取工艺条件，即料液比 1：40（g/mL）、提取时间 80s、提取功率中高火，实际测得的无梗五加多糖得率为 3.482%，与模型预测值基本相符。因此，采用 RSM 法优化得到的浸提参数准确、可靠，具有较好的实用价值。

(二) 超声波辅助提取法

利用 Minitab 15 软件对实验数据进行多元回归拟合，建立了一个无梗五加果多糖得率与各影响因子的多元二次回归方程：$Y = 3.666 + 0.357X_1 + 0.297X_2 + 0.121X_3 + 0.454X_4 - 0.592X_1^2 + 0.636X_3^2 - 0.599X_4^2 - 0.21561X_1X_2 - 0.601X_1X_3 + 0.922X_1X_4 - 0.533X_2X_3 + 0.231X_3X_4$。

方差分析表明，该模型能较好地反映提取时间、提取温度、提取功率和料液比与无梗五加果多糖得率之间的关系。提取时间、提取功率和料液比 3 个因素的二次方对响应值影响显著，除液料比和提取温度之间交互作用不显著外（$P < 0.05$），其余因素之间的交互作用都显著（$P < 0.05$）。

分析各因素显著性及其交互作用的基础上，得到无梗五加果多糖的最佳提取工艺条件，即料液比 1∶70（g/mL）、提取时间 50min、提取功率 70%、提取温度为 60℃，实际测得的无梗五加多糖得率为 3.491%，与模型预测值基本相符。因此，采用 RSM 法优化得到的浸提参数准确、可靠，具有较好的实用价值。

第二章
无梗五加粗多糖生产工艺

第一节　概述

多糖提取之后，提取液中含有许多杂质，一般首先利用多糖难溶于有机溶剂的特性，用乙醇或丙酮进行反复沉淀洗涤，以除去一部分醇溶性杂质，从而得到粗多糖。近些年发展起来的超滤技术属于膜分离技术，它是利用膜的孔径不同，对相对分子质量不同大小的成分进行分离、提纯和富集。由于超滤具有不需加热、不需添加化学试剂、操作条件温和等优点，应用越来越广泛，近年在多糖分离纯化的应用已有很多研究。

第二节　超滤纯化无梗五加多糖

一、材料与方法

(一) 材料、试剂与仪器

无梗五加果实，人工栽培品种，由辽宁省丹东农业科学院提供。

苯酚、浓硫酸、葡萄糖均为分析纯。

7200 型可见分光光度计，尤尼柯（上海）有限公司；TDL-5000B 型离心机，上海安亭科学仪器厂；RET basic 磁力搅拌器，德国 IKA 公司；Stirred cells 8000 系列超滤搅拌设备，密理博（中国）有限公司；醋酸纤维素超滤平膜（截留相对分子质量，10Da），北京伯乐生命科学发展公司。

(二) 试验方法

1. 多糖提纯工艺流程

无梗五加果实→ 干燥粉碎 → 热水浸提 → 离心抽滤 →粗提液→ 样液超滤 →

真空干燥 →无梗五加多糖

2. 超滤前处理

将无梗五加果实烘干粉碎，称取一定质量，按料液比 10：1 加入蒸馏水并于 70℃ 热水浸提 3h。浸提两次后离心抽滤，制得多糖溶液。为降低多糖溶液中悬浮物对超滤膜的污染，超滤前必须将制得溶液离心抽滤，以除去不溶固形物，保证超滤效果。

3. 超滤条件的确定

考虑到超滤压力、时间、温度和料液质量浓度对超滤膜通量的影响，按以下条件进行单因素试验测定。

（1）超滤压力的考察　料液质量浓度 1.8mg/mL、温度 40℃，分别在压强 0.15MPa、0.20MPa、0.25MPa、0.3MPa、0.35MPa 下超滤 20min，测定膜通量。

（2）超滤时间的考察　操作压强 0.30MPa，温度 40℃，分别测定 5min、10min、15min、20min、25min、30min、35min、40min 料液质量浓度 1.8mg/mL 样液的膜通量。

（3）超滤温度的考察　超滤压力 0.30MPa，料液质量浓度 1.8mg/mL 的样液在 25℃、30℃、35℃、40℃、45℃ 下超滤 20min，测定膜通量。

（4）料液浓度的考察　料液质量浓度分别 1.8mg/mL、2.9mg/mL、4.0mg/mL、5.1mg/mL、6.2mg/mL 于压力 0.30MPa，温度 40℃，超滤 20min 测定膜通量。

4. 膜污染情况的测定

为考察超滤过程中对膜污染的影响，测定使用不同时间的超滤膜的清水膜通量。即在超滤压力为 0.30MPa，分别对使用时间为 5~30min 的超滤膜进行清水超滤 20min，记录流出液体积算出膜通量。

5. 超滤膜的清洗

在 40℃，操作压力为 0.30MPa，分别用去离子水、无水乙醇、0.1mol/L 的 NaOH 溶液和 5% 的 EDTA 溶液对使用 30min 的超滤膜进行清洗，考察膜通量恢复情况，即恢复到原膜通量的百分比。

6. 超滤法与乙醇沉淀法的比较

为进行对比，分别取 2g 原料，加入 50mL 蒸馏水 70℃ 水浴提取 3h，获得多糖提取液。接着用超滤法和醇沉方法分别制得多糖样品。比较多糖样品得率，多糖含量及样品 DPPH 自由基清除率。

醇沉法条件：采用传统醇沉方法，即向提取液中加入 4 倍体积的乙醇，静置隔夜，离心干燥后获得多糖。

超滤法条件：料液质量浓度 1.8mg/mL、超滤压力 0.30MPa、温度 40℃ 条件下超滤 20min。

7. 相关指标的测定方法

（1）多糖的测定（李芙蓉等，2004）　准确称取 25mg 标准葡萄糖粉末定容至 250mL，制得标准葡萄糖溶液 0.1mg/mL。制作标准曲线：分别取葡萄糖溶液 0mL、0.1mL、0.2mL、0.3mL、0.4mL、0.6mL、0.8mL 至试管中，分别加水至 1.0mL，然后依次加入 5% 苯酚 1.6mL 及浓硫酸 7mL，摇匀静置，放置室温 20min 后在 490nm 处测吸光度，以 1.0mL 蒸馏水按同样显色操作作为空白。

样品中多糖含量测定：吸取适当的浓度样品液 1.0mL，按上述步骤操作，490nm 处测吸光度。

多糖测定的标准曲线：$Y = 7.5679X - 0.0023$（Y 为吸光度，X 为总糖浓度 mg/mL）。

（2）自由基清除率的测定（金鑫等，2006）　取 2mL 质量浓度为 50mg/L 的 DPPH 有机溶液，加入 2mL 相同浓度样品液，充分混匀，于 30min 后，在 517nm 处测定吸光度。

$$DPPH 自由基清除率 = \frac{A_0 (A_i - A_j)}{A_0} \times 100\% \qquad (2-1)$$

式中　A_0——2mLDPPH 有机溶液 +2mL 配样品溶剂的吸光度；

　　　A_i——2mLDPPH 有机溶液 +2mL 样品溶液的吸光度；

　　　A_j——2mL 样品溶液 +2mL 溶剂的吸光度。

二、结果与分析

（一）超滤单因素试验结果

1. 超滤压力对膜通量的影响

超滤压力增大，增加了膜分离过程的推动力，因此，由图 2-1 可知，随着超滤压力的增大，膜通量逐渐增大。但当压力达到 0.25MPa 后，膜通量增加缓慢，原因是大分子溶质在膜表面吸附积聚形成凝胶层，随着压力的增加，凝胶层厚度和致密度都相应增加，导致传质阻力增加和膜的污染加重。

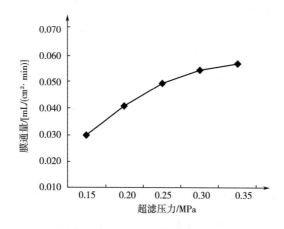

图 2-1　超滤压力对膜通量的影响

2. 超滤时间对膜通量的影响

由图 2-2 可知，在超滤开始阶段，膜通量下降较快。随着超滤时间的延长（操作 25min 后），膜通量下降逐渐缓慢，原因是发生了浓差极化，膜表面形成大分子凝胶层，传质阻力增加；同时，随着超滤时间的延长，膜的污染情况也越来越严重，膜孔堵塞，从而导致膜通量的下降。

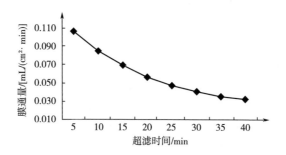

图 2-2　超滤时间对膜通量的影响

3. 超滤温度对膜通量的影响

由图 2-3 可知，随着超滤温度的升高，料液黏度下降，流动性增强，传质能力加强，膜通量增大。当温度升高到 35℃后，膜通量增加缓慢，原因可能是膜表面对大分子溶质的吸附随温度升高而增加，膜孔堵塞，加重了膜的污染现象。

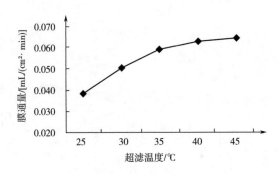

图 2-3　超滤温度对膜通量的影响

4. 料液质量浓度对膜通量的影响

由图 2-4 可知，随着料液质量浓度的增大，即多糖质量浓度的增大，膜通量逐渐下降。当料液质量浓度超过 4.0mg/mL，膜通量下降较为迅速，原因是料液中更多的大分子溶质吸附积聚在膜表面，导致传质阻力更大、膜的污染现象更为严重。

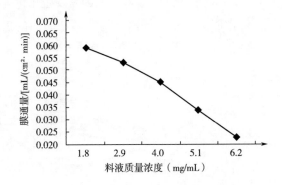

图 2-4　料液质量浓度对膜通量的影响

(二) 膜污染的考察

由图 2-5 可知，随着膜使用时间的增加，清水膜通量逐渐下降。这说明超滤过程中随着超滤时间的延长，膜污染渐渐加重，待膜使用一定时间后需对超滤膜进行清洗。

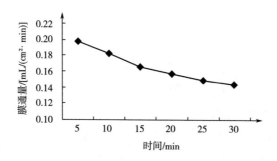

图 2-5　超滤时间对清水膜通量的影响

（三）膜清洗

表 2-1 数据表明，去离子水清洗后的超滤膜恢复效果较差，无水乙醇和 0.1mol/L 的 NaOH 溶液对超滤膜的清洗效果较好，膜通量恢复到 70% 以上。考虑到 pH 对超滤膜的影响，最终选择无水乙醇作为清洗溶液。

表 2-1　　　　　　　　　膜清洗效果比较

清洗液	恢复到原膜通量百分比/%
去离子水	35.4
无水乙醇	70.3
NaOH 溶液（0.1mol/L）	71.2
EDTA 溶液（5%）	58.4

（四）超滤法与乙醇沉淀法制得无梗五加果多糖的比较结果

由表 2-2 可知，超滤法制得的多糖得率高于醇沉法，纯度和 DPPH 自由基清除率和醇沉法相近，感官状态比醇沉方法好。采用超滤法代替醇沉法对无梗五加果多糖进行初步分离纯化，不使用有机溶剂，也省了醇沉的时间。

表 2-2　　　　　　　醇沉方法与超滤法制得多糖样品比较

样品编号	多糖得率/%	多糖纯度/%	DPPH 自由基清除率/%	感官状态
1号	10.23	42.2	80.3	深红色紧实颗粒
2号	16.25	41.3	77.5	红色松散颗粒

注：1号、2号分别为乙醇沉淀法和超滤法制得的无梗五加果多糖样品。

三、结论

选择 10kDa 的超滤膜进行超滤，实验结果表明，随超滤压力和超滤温度的增加，膜通量呈现迅速增加后趋于平缓，随超滤时间、料液质量浓度的增加，膜通量呈现逐渐下降后迅速下降的趋势，这些都与浓差极化、膜污染严重密切相关，也说明应用超滤纯化无梗五加多糖，并非超滤压力和温度越高越好，同时要注意料液质量浓度、超滤时间均不宜过大，本实验条件下料液质量浓度不宜超过 4.0mg/mL，超滤时间不宜超过 25min。

随着超滤时间延长，超滤膜污染严重，需要使用无水乙醇清洗 30min。

超滤法与传统乙醇沉淀法制得无梗五加果多糖比较，在样品得率方面超滤法较高，感官状态超滤法较好，多糖纯度和自由基清除率与传统乙醇沉淀法接近。

第三章
无梗五加精多糖生产工艺

第一节　概述

粗多糖中往往混杂着蛋白质、色素、低聚糖等杂质，必须分别除去，这样得到的就是精多糖。

蛋白质的去除传统上常用的化学方法有 Sevage 法、三氟三氯乙烷法和三氯醋酸法。其中，Sevage 法是根据蛋白质在氯仿等有机溶剂中变性的特点，向多糖溶液中添加比例为 5 : 1（或 4 : 1）的氯仿-戊醇（或正丁醇）的混合液，剧烈振摇 20~30min 使蛋白质与氯仿-戊醇（或正丁醇）生成凝胶物而分离，此种方法在避免多糖降解上有较好效果，但效率不高，配合蛋白质水解酶使用效果更好（Franz G，1989）。三氟三氯乙烷法是将多糖溶液与三氟三氯乙烷等体积混合，低温下搅拌后离心除去下层蛋白沉淀，即得无蛋白质的多糖溶液，该法效率高，但溶剂沸点较低，易挥发，不宜大量应用（张翼伸，1983）。三氯醋酸法是在多糖水溶液中滴加 5%~30% 三氯醋酸至溶液不再继续混浊为止，然后在 5~10℃ 放置过夜后离心除去沉淀即得无蛋白质的多糖溶液，该法会引起某些多糖的降解（叶凯珍等，2004）。多糖的脱色则通常采用氧化法，即以浓氨水（或 NaOH 溶液）调至 pH8.0 左右，然后于 50℃ 以下滴加 H_2O_2 至浅黄色后保温 2h。低聚糖等小分子杂质的去除则是通过逆向流水透析法。

多糖传统的精制方法需要大量的有机溶剂，操作烦琐费时，易破坏多糖活性，造成多糖损失。因此，选择适宜的精制方法对保留多糖生物活性、减少多糖损失、提高生产效率尤为重要。

第二节　大孔树脂法对无梗五加多糖脱蛋白脱色

一、材料与方法

（一）材料与试剂

无梗五加果，人工栽培无梗五加果实采于辽宁省内，自然干燥。

大孔吸附树脂，河北沧州宝恩化工有限公司；考马斯亮蓝、苯酚、石油醚、无水乙醇、乙醚、丙酮、浓硫酸、盐酸、三氯乙酸等均为分析纯。

（二）仪器与设备

7200 型可见分光光度计，尤尼柯（上海）有限公司；RE-52 型旋转蒸发仪，上海博通经贸有限公司；SHZ-Ⅲ型循环水真空泵，上海华琦科学仪器有限公司；BSZ-100 型自动部分收集器，上海沪西分析仪器厂；TDL-5000B 型离心机，上海安亭科学仪器厂；HZQ-F 型全温振荡培养箱，哈尔滨东联电子技术开发有限公司；分析天平，沈阳龙腾电子称量仪器公司。

（三）试验方法

1. 粗多糖的制备

将无梗五加干果粉碎，80℃水提，抽滤得到的滤液进行一定体积的浓缩，4 倍醇沉静置过夜，离心，将沉淀依次用无水乙醇、丙酮、乙醚洗涤，60℃烘干成粉末以备用。

2. 脱蛋白脱色方法的比较（李知敏等，2004；陈木森等，2007）

（1）Sevag 法　按氯仿∶正丁醇＝4∶1 体积比配制 Sevag 试剂，将 10mL Sevag 试剂与 50mL 质量浓度一定的粗多糖样液混合，剧烈振摇20min，4000r/min 离心 10min，分去下层有机相和中间的变性蛋白。收集上清液，将上述方法反复4次。测定多糖含量，蛋白含量及色素吸光度。计算蛋白去除率、脱色率和多糖损失率。

（2）三氯乙酸法　取 50mL 粗多糖样液，用 10% 三氯乙酸调至 pH3，混匀静置过夜，4000r/min 离心 10min，弃去沉淀，收集上清液。测定多糖含量，蛋白含量及色素吸光度。计算蛋白去除率、脱色率和多糖损失率。

（3）盐酸法　取 50mL 粗多糖样液，用 2mol/mL 盐酸调至 pH3，静置过夜，4000r/min 离心 10min，弃去沉淀，收集上清液。测定多糖含量，蛋白含量及色素吸光度。计算蛋白去除率、脱色率和多糖损失率。

（4）活性炭法　取 20mL 粗多糖样液，加入 1.0g 活性炭粉末，混匀 50℃ 水浴 2h，4000r/min 离心 10min，去除活性炭残渣，收集上清液。测定多糖含量、蛋白含量及色素吸光度。计算蛋白去除率、脱色率和多糖损失率。

（5）树脂法　取 20mL 粗多糖样液，加入 1.0g 处理后的 D101 树脂，控制摇床条件为温度 30℃、转速 140r/min、振摇 6h，进行吸附解吸。测定吸附液和解吸液中多糖、蛋白的含量，计算蛋白去除率、脱色率和多糖损失率。

3. 大孔吸附树脂的预处理

称取一定量的 HPD-600、AB-8、D101、D941、DM18、D280 及聚酰胺树脂，用水先洗去细小树脂和碎树脂，然后用乙醇浸泡 4h，过滤放出浸液，继续用乙醇洗涤，直到加水后不再浑浊。再用蒸馏水洗涤至无醇味，用蒸馏水浸泡备用。

（1）树脂的筛选　分别准确称取 1.0g 各种树脂，置于 100mL 锥形瓶中。向其加入 20mL 质量浓度为 1.0mg/mL 的无梗五加果粗多糖溶液，用玻璃纸封口。摇床振摇 6h，温度控制在 30℃，转速 140r/min，使树脂吸附溶液成分，过滤，测定滤液中多糖、蛋白及色素的含量，计算树脂对多糖、蛋白及色素的吸附率；将过滤后的树脂置于 100mL 锥形瓶中，加入 20mL 蒸馏水洗脱，用玻璃纸封口后，摇床振摇 6h，温度控制在 30℃，转速 140r/min，过滤，测定滤液中多糖、蛋白及色素含量，计算多糖、蛋白、色素的解吸率。在吸附率和解吸率基础上，计算蛋白去除率、脱色率及多糖损失率。

（2）树脂 HPD-600 和聚酰胺对多糖、蛋白、色素的动态吸附与解吸考察　取定量树脂 HPD-600 和聚酰胺湿法装柱，上样液流速为 1mL/min，用自动部分收集器收集，每管 6mL，收集 100 管（6.6BV，即 6.6 个柱床体积），考查多糖、蛋白、色素的吸附情况，计算其吸附率；再用一定量的蒸馏水洗脱，同样方法收集 36 管洗脱液（即 2.4BV）。考察多糖和蛋白、色素的解吸情况，计算解吸率。

（3）两种树脂纯化结果比较　取定量树脂 HPD-600 和聚酰胺湿法装柱，上样量和洗脱体积都相同，并集吸附流出液和解吸液，测定合并后纯化液中多糖、蛋白及色素的含量，计算蛋白去除率、多糖损失率和脱色率；将纯化液浓缩烘干至粉末，测定粉末中多糖和蛋白的含量，比较 HPD-600、聚酰胺纯化后的多糖、蛋白的含量。

4. 相关指标的计算

$$蛋白去除率 = \frac{原液中蛋白质量 - 脱蛋白液中蛋白质量}{原液中蛋白质量} \times 100\% \qquad (3-1)$$

$$脱色率 = \frac{原液脱色前吸光度 - 溶液脱色后吸光度}{原液脱色前吸光度} \times 100\% \qquad (3-2)$$

$$多糖损失率 = \frac{原液中多糖的质量 - 溶液脱蛋白脱色后多糖的质量}{原液中多糖的质量} \times 100\% \qquad (3-3)$$

$$吸附率 = \frac{吸附前物质的质量 - 吸附后物质的质量}{吸附前物质的质量} \times 100\% \qquad (3-4)$$

$$解吸率 = \frac{解吸液中物质的质量}{吸附前物质的质量 - 吸附后物质的质量} \times 100\% \qquad (3-5)$$

$$纯化后的多糖粉末中多糖含量 = \frac{粉末中多糖的质量}{粉末的质量} \times 100\% \qquad (3-6)$$

$$蛋白含量 = \frac{粉末中蛋白的质量}{粉末质量} \times 100\% \qquad (3-7)$$

5. 相关指标的测定方法

（1）多糖含量的测定（李芙蓉等，2003）　准确称取 25mg 标准葡萄糖粉末定容至 250mL，制得 0.1mg/mL 标准葡萄糖溶液。制作标准曲线：分别取葡萄糖溶液 0mL、0.1mL、0.2mL、0.3mL、0.4mL、0.6mL、0.8mL 至试管中，分别加水至 1.0mL，然后依次加入 1.6mL 5% 苯酚及浓硫酸 7mL，摇匀静置，25℃ 放置 20min 后在 490nm 处测吸光度，以 1.0mL 蒸馏水按同样显色操作作为空白。

样品中多糖含量测定：吸取适当的质量浓度样品液 1.0mL，按上述步骤操作，于 490nm 波长处测吸光度。

多糖测定的标准曲线：$Y = 7.5679X - 0.0023$，Y 为吸光度，X 为多糖质量浓度（mg/mL）。

（2）蛋白含量的测定（刘箭，2004）　精密称取 100.00mg 考马斯亮蓝 G-250 加入 50mL 95% 乙醇，再加入 100mL 85% 磷酸，最后用蒸馏水定容至 1000mL，置于棕色瓶中备用。

制作标准曲线：分别取标准牛血清白蛋白溶液 0.1mL、0.2mL、0.4mL、0.6mL、0.8mL、1.0mL 置于试管，补水至 1.0mL，加 5mL 考马斯亮蓝 G-250 溶液，立即混匀，于 595nm 波长处测吸光度。

样品中蛋白含量的测定：取适当质量浓度的样品溶液 1mL，以空白试剂为参比，按上述标准曲线的测定法，分别测定其吸光度，计算样品中蛋白质的含量。

蛋白测定的标准曲线：$Y=0.687X+0.0168$，Y 为吸光度，X 为蛋白质量浓度（mg/mL）。

二、结果与分析

（一）无梗五加果多糖脱蛋白、脱色方法的比较

树脂法是一种新型的多糖纯化方法，操作简便省时，如表 3-1 所示，与传统脱蛋白、脱色方法相比，经树脂法纯化后，蛋白和色素去除率分别达到70.8% 和80.7%，而多糖损失率仅为20.1%，而活性炭法虽具有较高的蛋白和色素去除率，但多糖损失较多，达 55.9%。因此选择树脂法做进一步的研究。

表 3-1　　　　　　　**无梗五加果多糖脱蛋白、脱色方法的比较**

方法	蛋白去除率/%	脱色率/%	多糖损失率/%
Sevag 法	50.4	—	12.4
三氯乙酸法	42.6	—	5.7
盐酸法	65.2	—	30.8
活性炭法	78.9	95.8	55.9
树脂法	70.8	80.7	20.1

（二）树脂的筛选

由于树脂极性、孔径、比表面积不同，对有效成分吸附作用的强弱、解吸难易不同。本实验各种树脂对无梗五加果多糖、蛋白及色素的吸附效果如图 3-1 所示。

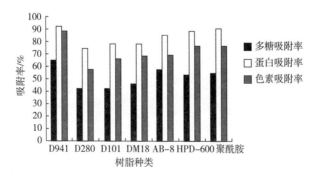

图 3-1　各种树脂对多糖、蛋白和色素的吸附效果

由图 3-1 可知，本实验所考察的 7 种树脂对蛋白和色素的吸附率均大于对多糖的吸附率，因此，可通过收集吸附后的流出液获得纯化后的多糖溶液。但考虑到各树脂对多糖的吸附率都在 40% 以上，均造成不同程度的多糖损失，如果不对树脂柱洗脱，则多糖损失率较高。因此对各树脂对多糖的洗脱情况进一步进行了考察，各种树脂解吸效果如图 3-2 所示。

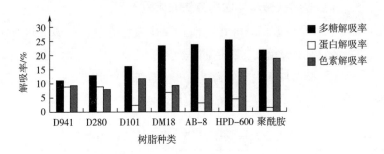

图 3-2　各种树脂对多糖、蛋白和色素的解吸效果

如图 3-2 所示，多糖的解吸率均比蛋白和色素的解吸率值高。DM18、AB-8、HPD-600 和聚酰胺 4 种树脂对多糖的解吸率较高，但伴随多糖的解吸，蛋白和色素也会被部分洗脱下来。为更清晰比较各树脂的纯化效果，收集各树脂吸附后的流出液和解吸液作为纯化后的溶液，进一步计算了经各树脂纯化后的蛋白去除率、脱色率和多糖损失率，见表 3-2 所示。

表 3-2　　　　　各种树脂的蛋白去除率、脱色率和多糖损失率

树脂名称	蛋白去除率/%	脱色率/%	多糖损失率/%
D941	63.8	87.2	53.9
D280	65.2	59.7	28.5
D101	76.9	70.4	25.9
DM18	71.9	74.1	23.2
AB-8	82.8	75.2	34.1
HPD-600	83.9	80.7	28.2
聚酰胺	89.7	79.4	32.4

综合比较蛋白去除率和脱色率及多糖损失率，可以看出 AB-8、HPD-600 和聚酰胺三种树脂效果较好，蛋白去除率均达到 80% 以上，脱色率均达到

75%以上，但 AB-8 与 HPD-600、聚酰胺相比，多糖损失率稍高，因此选取 HPD-600 和聚酰胺两种树脂进行后续纯化试验。

（三）树脂 HPD-600 和聚酰胺对多糖纯化效果

1. 树脂 HPD-600 和聚酰胺对多糖、蛋白、色素的动态吸附考察

如图 3-3 和图 3-4 所示，相比 HPD-600，聚酰胺对蛋白和色素的吸附力更强，脱蛋白脱色效果更好，但同时对多糖的吸附也更强，造成多糖损失严重，而 HPD-600 对多糖吸附相对较小，多糖损失率低。

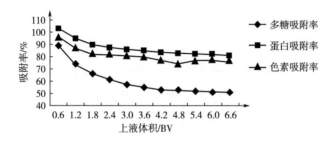

图 3-3　HPD-600 对多糖、蛋白、色素的吸附效果

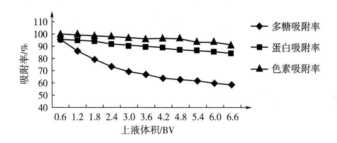

图 3-4　聚酰胺对多糖、蛋白、色素的吸附效果

2. 树脂 HPD-600 和聚酰胺对多糖、蛋白、色素的动态解吸考察

如图 3-5 和图 3-6 中所示，两树脂对多糖的解吸率均远大于对蛋白的解吸率，当洗脱体积达到一定量后，对多糖的解吸率也大于色素的解吸率。而 HPD-600 相比聚酰胺来说，对多糖的解吸率更高，表明多糖的损失率更低。

3. 树脂 HPD-600 和聚酰胺的多糖纯化结果比较

在吸附、解吸实验基础上，收集两树脂的吸附流出液和解吸液合并作为纯化后的多糖溶液，比较纯化前后多糖溶液蛋白去除率、脱色率和多糖损失率，以及纯化后多糖粉末中多糖含量和蛋白含量见表 3-3。

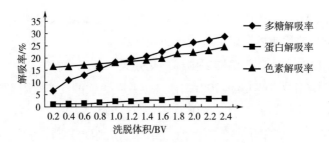

图 3-5　HPD-600 对多糖、蛋白、色素的解吸效果

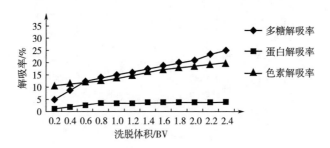

图 3-6　聚酰胺对多糖、蛋白、色素的解吸效果

表 3-3 HPD-600 和聚酰胺的纯化结果比较

树脂名称	蛋白去除率/%	脱色率/%	多糖损失率/%	多糖含量/%	蛋白含量/%
HPD-600	66.7	82.1	29.8	44.2	14.4
聚酰胺	75.6	88.1	33.7	41.9	12.5

从表 3-3 可以看出，聚酰胺的蛋白去除率和脱色率比 HPD-600 的值高，但多糖损失率也要比 HPD-600 高，而多糖纯度和蛋白含量 HPD-600 的值稍高于聚酰胺。

三、结论

脱蛋白脱色试验表明，树脂法与其他几种传统方法相比，操作简便省时，同时脱色素和蛋白且去除率高，多糖损失率较低。

本实验所考察的树脂中，HPD-600 和聚酰胺对无梗五加多糖的纯化效果比较理想。树脂 HPD-600 的蛋白去除率、脱色率和多糖损失率分别为66.7%、82.1%、29.8%，聚酰胺的蛋白去除率、脱色率和多糖损失率分别为75.6%、88.1%、33.7%。

第四章
无梗五加多糖组成及分子质量

第一节　概述

多糖纯化是将多糖混合物分离为单一的多糖的过程，纯化的方法主要有纤维素阴离子交换柱层析法和凝胶柱色谱法。目前最为常用的纤维素阴离子交换柱为 DEAE-纤维素，以不同浓度的碱溶液、硼砂溶液、盐溶液作洗脱剂。常用的凝胶色谱分离材料有葡聚糖凝胶、琼脂糖凝胶、聚丙烯酰胺凝胶等，以不同浓度的盐溶液和缓冲液作洗脱剂。

多糖纯品是一定相对分子质量范围的均一组分，凝胶过滤法和高压电泳法常用来鉴定多糖的纯度，其中，凝胶过滤法也是实验室常用的测定多糖相对分子质量的方法。

多糖结构的测定主要是研究单糖的组成、糖与糖的连接位置和顺序、苷键的构型。单糖组成及比例的研究是将苷键全水解，然后用纸色谱或薄层色谱对单糖组成进行定性，也可采用气相色谱或液相色谱进行单糖组成及比例的测定。^{13}CNMR 方法是用来确定糖的连接位置的常用方法，Smith 裂解法、2D-NMR 技术可用于糖连接顺序的确定。苷键构型的测定则常采用核磁共振技术、酶催化水解、比旋光度法、红外光谱法等方法。

第二节　无梗五加多糖 DEAE 柱层析及组成分析

一、材料与方法

（一）材料与试剂

柱层析用 DEAE-52 纤维素，Whatman 公司；柱层析用 SephadexG-200，瑞典 Pharmacia 公司；硅胶 GF254 板：青岛海洋化工厂。

标准糖对照品：D-葡萄糖（Glc）、D-半乳糖（Gal）、D-甘露糖（Man）、D-岩藻糖（Fuc）、D-木糖（Xyl），为 Sigma 公司产品；L-鼠李糖（Rha）为上海试剂二厂产品；D-盐酸氨基葡萄糖（GlcN）为中国药品生物制品检定所产品；D-葡萄糖醛酸（GlcUA）为 Lancaster 公司产品、D-半乳糖醛酸（GalUA）为 Fluka 公司产品。

1-苯基-3-甲基-5-吡唑啉酮（1-pheny-3-methyl-5-pyrazolone，PMP），化学纯，上海化学试剂公司产品；HPLC 级乙腈为 Merk 公司产品；三氟醋酸（TFA）为 Sigma 产品；其余试剂均为进口或国产分析纯。

（二）主要仪器设备

SHZ-D（Ⅲ）循环水式真空泵，巩义市英峪予华仪器厂；RE-52 型旋转蒸发仪上海博通；数显恒温水浴锅，国华电器有限公司；WFJ 7200 型可见分光光度计，尤尼柯（上海）仪器有限公司；BSZ-100 自动部分收集器，上海沪西分析仪器厂；HL-2 恒流泵，上海沪西分析仪器厂；玻璃层析柱，上海青浦沪西仪器有限公司；102 型电热鼓风干燥箱，天津实验仪器厂；TDL-5000B 型离心机，上海安亭科学仪器厂；红外光谱仪，瑞士 Bruker；BrukerAV-600 超导核磁共振仪，瑞士 Bruker。

（三）试验方法

1. 多糖分离纯化路线

粗多糖→ 脱蛋白 → 脱色 → 透析 → 减压浓缩 → 乙醇沉淀 → 离心分离 →

乙醚丙酮洗涤 → 干燥 → 精多糖 ASP → DEAE-52 纤维素柱层析 → 纯度鉴定 →

相对分子质量测定 → 结构研究

2. DEAE-52 纤维素柱层析

采用 DEAE-52 纤维素柱对精多糖进行纯化。

DEAE-52 预处理：蒸馏水浸泡，除去上浮颗粒；用 0.5mol/L NaOH 溶液浸泡 30min，水洗至 pH 7~8；然后再用 0.5mol/L HCl 溶液浸泡 30min，水洗至 pH6~7；再用 0.5mol/L NaOH 溶液浸泡 30min，水洗至 pH 7~8，得 OH⁻型 DEAE 纤维素，湿法装柱。采用蒸馏水平衡柱，上样，依次用蒸馏水、0.1~2mol/L NaCl 溶液梯度洗脱，具体操作如下。

将处理好的 DEAE-52 纤维素填充料浸泡在蒸馏水中，湿法装柱，用蒸馏水平衡一夜，取 50mg 精多糖用 5mL 蒸馏水溶解，上样。依次用蒸馏水、0.1~

2mol/L NaCl 溶液梯度洗脱，每 10min 收集一管，流速为 0.7mL/min，硫酸-苯酚法检测多糖流出，收集相同峰位，透析、浓缩、干燥。

3. 红外光谱分析

称取经真空干燥的纯品多糖各 1~2mg，进行溴化钾压片，测定其红外光谱。

4. 多糖的 HPLC 纯度鉴定及相对分子质量的测定

测试方法：HPLC-GPC 法

具体条件：

（1）高效液相仪　Beckman System Gold，125 泵；Gilson 132 示差检测仪。

（2）凝胶柱　TOSOH TSK-GEL G4000SW（7.5mm×300mm）。

（3）流动相　0.02 mol/L 乙酸钠。

（4）GPC 色谱软件　大连依利特分析仪器公司产 EC2000GPC 凝胶色谱工作站。

（5）配制流动相　0.02mol/L 乙酸钠。

（6）标准相对分子质量右旋糖酐和葡萄糖分别溶于流动相中，配制成 10mg/mL 溶液，用 0.45μm 膜过滤除去不溶物质。

（7）多糖样品（5mg 或 10mg）中加入 1mL 流动相溶解，用 0.45μm 膜过滤除去不溶物质。

（8）将标准相对分子质量右旋糖酐和葡萄糖分别注入柱中，进样量为 20μL，用流动相淋洗（流速 0.5mL/min，柱温 20℃），示差检测仪检测（设置：Time Constant：0.5；Sensitivity：0.3），记录各标准相对分子质量右旋糖酐峰的相对淋洗体积（mL），以相对分子质量对数为纵坐标，淋洗体积为横坐标作出相对分子质量对数-淋洗体积关系标准曲线。

（9）在相同色谱条件下，将多糖样品注入柱中，记录出峰数、各峰占总面积的百分比和各峰淋洗体积（mL）。根据标准曲线，由 GPC 色谱软件计算各峰的相对分子质量。相对分子质量小于葡萄糖的物质为小分子杂质，由于葡萄糖淋洗体积为 11.68mL，故对 11.68mL 后出的峰不再计算相对分子质量。以葡萄糖峰计算 HPLC 柱理论塔板数不小于 7000，符合测定要求。

5. 纯化多糖 ASP-1 单糖组成的 HPLC 分析（刘颖华等，2003；马丽等，2004）

（1）多糖的水解　分别取精多糖 ASP 和纯化多糖 ASPⅡ-A 各 10mg 置

于安培管中，加入 2mL 的 2mol/L H_2SO_4，封管，置于烘箱 105℃ 下水解 8h，冷至室温，用 $BaCO_3$ 中和，4000r/min 离心，上清液减压浓缩至干，水溶解后进行 HPLC 分析。根据标准单糖的保留时间确定多糖水解样品中存在的单糖种类。

（2）HPLC 分析条件　氨基柱（5μm，4.6mm×250mm），柱温 40℃；流动相：乙腈：水（75∶25），流速：1mL/min；进样量：15μL；RID-10A 示差折光检测器（SHIMADZU CORPORATION）。

6. 纯化多糖 ASP-2 单糖组成的 HPLC 分析（杨晓彤等，2005）

（1）配制溶液　8mol/L 三氟醋酸（TFA）、0.5mol/L PMP、0.3mol/L HCl、0.3mol/L NaOH、0.1mol/L、pH6.9 的磷酸缓冲液。

流动相 A：15%乙腈-pH6.9 磷酸缓冲液（由 1530mL 的 0.1mol/L pH6.9 的磷酸缓冲液与 270mL 乙腈混合均匀）。

流动相 B：40%乙腈-pH6.9 磷酸缓冲液（由 435mL 的 0.1mol/L pH6.9 的磷酸缓冲液与 290mL 乙腈混合均匀）。

（2）方法

①多糖的水解：精密称量 5~10mg 多糖样品于安瓿瓶中，加 1mL 双蒸水，超声溶解 10min，加入 1mL 8mol/L 三氟醋酸，封管，120℃ 水解 6h。样品水解液移入圆底瓶中进行减压干燥，然后加入 10mL MeOH，再减压蒸干，重复 4~5 次，直至无酸味，用 70%甲醇转移到 1.5mL 小离心管中，60~65℃ 水浴挥干，放置干燥器内备用。

②单糖的衍生化：制成混合糖：将 9 种标准单糖放置在 P_2O_5 干燥器内干燥 24h，分别精确称取并用 70%甲醇配成 10mg/mL 的单糖溶液，吸取各单糖溶液 10μL 于 1.5mL 的离心管中，制成 9 种标准糖混合溶液，60~65℃ 水浴挥干甲醇，即为标准混合糖。

在标准混合糖中依次加入 0.5mol/L 的 PMP 溶液和 0.3mol/L NaOH 各 40μL，混匀后封口，70℃ 水浴衍生反应 2h，加入 0.3mol/L HCl 40μL 终止反应。加入 1mL 正丁醚萃取，5000r/min 离心 3min，移去正丁醚，重复萃取 3 次，以除去过量的 PMP。所得单糖-PMP 衍生物（水层）加入 300μL 双蒸水稀释，10000r/min 离心 10min，移去残余的正丁醚，0.22μm 的滤膜过滤，进行 HPLC 分析。单糖制备成 PMP 衍生物后应及时用 HPLC 测定，放置时间不宜超过 24h。多糖的水解样品同法进行衍生。

③HPLC 测定条件：HPLC 柱为大连依利特公司 Hypersil BDS C18 柱（4.6mm×250mm，5μm）；进样量：20μL；流速：1mL/min；检测波长：250nm；柱温：25℃。流动相配制见步骤（1）。Beckman System Gold 型 HPLC 为 Beckman 公司产品，125 HPLC 泵，168 光电二极管阵列检测器，Beckman 32 Karat 操作软件。

（3）计算　根据标准单糖的保留时间确定多糖水解样品中存在的单糖种类。根据归一化法，计算多糖水解样品中每个单糖的峰面积占各单糖总峰面积的百分比。

$$单糖峰面积/\% = \left(\frac{Ai}{\Sigma A}\right) \times 100\% \tag{4-1}$$

式中　Ai——某个单糖的峰面积；

ΣA——该多糖水解样品中所有单糖的峰面积总和。

二、结果与分析

（一）DEAE-52 纤维素柱层析

如图 4-1 所示，ASP 在水平衡条件下的 DEAE52 上进行柱层析，主要出现一个水洗峰 ASP-1 和一个盐洗峰 ASP-2，其中该盐洗峰出现在 0.2mol/L 处。

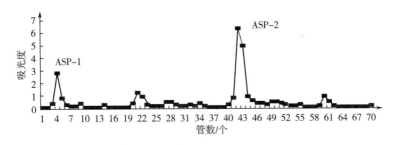

图 4-1　无梗五加果多糖的 DE52 洗脱曲线

（二）多糖的红外光谱分析

红外光谱分析表明，ASP-1 在 3423cm⁻¹ 的吸收峰为 O—H 伸缩振动，2928.2cm⁻¹ 和 1384.4cm⁻¹ 的吸收峰为 C—H 伸缩振动和 C—H 变角振动，由此判定其为多糖。ASP-1 在 1630.8cm⁻¹ 出现的吸收峰说明其含有—NH₂，没有糖醛酸的特征吸收峰，说明其为中性糖；890cm⁻¹ 为吡喃环的 β 端基差向异构的 C—H 变角振动，说明含有吡喃环和 β 型糖苷键。ASP-2 在 3200~3600cm⁻¹

出现一宽峰，是 O—H 的伸缩振动，在 2800~3000cm⁻¹ 的两组吸收峰是 C—H 伸缩振动，在 1410cm⁻¹ 左右出现的吸收峰为 C—H 变角振动，由此可见，它具有糖类的特征吸收。ASP-2 在 1730cm⁻¹ 处的吸收峰为糖醛酸羧基—COOH 的 C=O 伸缩振动，1620cm⁻¹ 左右的强吸收峰为羧基的 C=O 非对称伸缩振动，说明含有酸性糖；在 1150cm⁻¹、1100cm⁻¹ 及 1020cm⁻¹ 有强吸收，这是果胶类多糖中的半乳糖醛酸在指纹区的特征吸收峰，证明其可能为果胶类多糖；830cm⁻¹ 和 890cm⁻¹ 处的吸收分别为吡喃环 α 和 β 的端基差向异构的 C—H 变角振动，说明糖环有吡喃环，糖苷键既有 α 又有 β 型（孙元琳等，2006）。

（三）多糖的 HPLC 纯度鉴定及相对分子质量测定

经 HPLC 法检测 ASP-1 为均一多糖，面积归一化法测定其纯度为 99.37%，相对分子质量为 18100。ASP-2 为非均一多糖，测定表明它主要由相对分子质量为 21800、147000 和 45400 的三种均一多糖组成，3 种均一多糖峰面积百分比分别为 61%、22% 和 17%。

（四）纯化多糖单糖组成的 HPLC 分析

ASP-1 单糖组成测定表明它主要由半乳糖和鼠李糖组成，其物质的量之比为 1:0.7。单糖组成测定表明 ASP-Ⅱ由甘露糖、氨基葡萄糖、鼠李糖、葡萄糖醛酸、半乳糖醛酸、葡萄糖、半乳糖、木糖、岩藻糖组成，各单糖峰面积百分比分别为 5.10%、7.33%、7.66%、4.63%、15.5%、12.6%、37.74%、7.46%、1.99%。半乳糖含量最高，占 37.74%，其次为葡萄糖 12.60%，鼠李糖 7.66%，半乳糖醛酸含量较高占 15.5%，为酸性多糖。

三、结论

离子交换柱层析法是利用被分离物质的带电粒子与离子交换剂上的离子进行交换，而被吸附在离子交换剂上。由于各种被分离物质的带电粒子性质不同，因而与离子交换剂的亲和程度不同。本试验采用 DEAE-52 对脱色素脱蛋白多糖进行了分离纯化。采用蒸馏水对 DEAE-52 柱进行平衡，以蒸馏水、0.1~0.5mol/L NaCl 洗脱，主要得到一个水洗峰 ASP-1 和一个盐洗峰 ASP-2，其中盐洗峰出现在 0.2mol/L 处。红外光谱分析表明二者均为多糖，其中 ASP-1 为中性糖，含有吡喃环和 β 型糖苷键；ASP-2 含有酸性糖，可能为果胶类多糖，含有吡喃环，既有 α 型，又有 β 型糖苷键。

对蒸馏水平衡条件下洗脱得到的 ASP-1 进行了纯度鉴定和分子质量测定，表明 ASP-1 为均一组分，分子质量为 18.1kDa。HPLC 分析表明，其单糖组成主要为半乳糖和鼠李糖，峰面积比为 1∶0.7。ASP-2 由 3 个分子质量不等的组分组成，含量最多组分占多糖总含量的 61%，分子质量为 21.8kDa，其由甘露糖、氨基葡萄糖、鼠李糖、葡萄糖醛酸、半乳糖醛酸、葡萄糖、半乳糖、木糖和岩藻糖组成，以半乳糖含量最高，占 37.74%，其次为葡萄糖，为 12.60%，鼠李糖为 7.66%，半乳糖醛酸含量较高，占 15.5%，为酸性多糖。

第五章
无梗五加多糖的生物活性

第一节　概述

多糖具有多种生物活性。其中，对机体免疫功能的加强作用是多糖最为突出而普遍的功能（Chun H *et al.*，2001；Brecker L *et al.*，2005），它可通过提高巨噬细胞的吞噬能力、促进 T 细胞增殖、促进淋巴因子激活的杀伤细胞（LAK）活性、提高 B 细胞活性、激活补体等多种途径来促进机体的免疫功能。多糖可通过其细胞毒性直接杀死肿瘤细胞，也可作为生物免疫反应调节剂通过增强机体的免疫功能而间接抑制或杀死肿瘤细胞，具有抗肿瘤活性的多糖大多是通过后一种途径来发挥抗肿瘤作用的。

此外，多糖对物理的、化学的及生物来源的多种活性氧具有清除作用，能减少脂质过氧化产物丙二醛（MDA）的生成量，增加超氧化物歧化酶（SOD）、谷胱甘肽过氧化物酶（GSH Px）的活性（Chen H *et al.*，2005）。多糖还具有抗疲劳、抑菌、降血糖、降血脂、抗辐射、降血压、防衰老等多种功效。

第二节　无梗五加多糖的抗氧化及抑菌活性

一、材料与方法

（一）材料与试剂

无梗五加果粗多糖和精多糖，实验室自制。

猪油：市售新鲜猪板油，文火熬制，过滤后备用。抗坏血酸、柠檬酸、三氯甲烷、冰乙酸、碘化钾、硫代硫酸钠均为分析纯。葡萄糖、琼脂、蛋白胨、牛肉膏等为国产生化纯。

试验所用菌种大肠杆菌、枯草杆菌、根霉由沈阳农业大学食品学院微生物室提供。

洋参含片 AAA 级，广州九天绿实业有限公司，批号：20050901。

印度墨汁，北京四中化工厂，批号：980301。

昆明种小鼠，雌雄兼用，20~24g，由沈阳药科大学动物中心提供，合格证号：SCXK（辽）2003-008。

（二）主要仪器设备

102 型电热鼓风干燥箱，天津实验仪器厂；电子天平，上海天平仪器厂；721-紫外分光光度计，上海第三分析仪器厂。

（三）试验方法

1. 无梗五加果多糖抗油脂氧化性能（牛广财，2005）

（1）不同添加量无梗五加果粗多糖抗油脂氧化性能　准确称取一定比例的无梗五加果粗多糖及 BHT，分别加入到 50g 猪油中，剧烈搅拌均匀。同时以不加添加物的油脂作空白对照组。将所有样品放置于烘箱中，用烘箱高温诱导猪油发生过氧化反应，在 60~70℃ 下加速氧化。每隔 2d 取出，按照 GB 5009.227—2016《食品安全国家标准　食品中过氧化值的测定》碘量法测定过氧化值（POV）。以 POV 大小表示油脂的氧化进度，进而衡量抗氧化剂的活性。

（2）无梗五加果粗多糖与其他物质的协同抗氧化作用　选用抗坏血酸（维生素 C）、柠檬酸为协同增效剂，与无梗五加果粗多糖在猪油中进行协同抗氧化试验。

（3）过氧化值的测定　按照 GB 5009.227—2016《食品安全国家标准　食品中过氧化值的测定》碘量法测定过氧化值（POV）。以 POV 大小表示油脂的氧化进度，进而衡量抗氧化剂的活性。

①测定原理：油脂在存放期间，会随时间的延长使油脂的氧化程度增强，降低油脂的品质。油脂在氧化过程中产生的过氧化物会与碘化钾反应生成游离的碘，用硫代硫酸钠标准滴定溶液滴定，用淀粉溶液作为指示剂，通过计算得出过氧化值。

②测定方法：用 250mL 的碘量瓶称取 2~3g 的待测油脂，加入 30mL 的三氯甲烷-冰乙酸的混合液，使样品完全溶解。加入 1mL 的饱和碘化钾溶液，盖紧瓶塞，摇晃 30s 后，放置于暗处 3min。然后取出加入 100mL 蒸馏水，摇匀，

立即用硫代硫酸钠标准滴定溶液滴定，滴至淡黄色时，加入 1mL 的淀粉指示剂，继续滴定至蓝色消失为滴定终点。取相同量的三氯甲烷-冰乙酸溶液，碘化钾溶液，水，淀粉溶液，按同一方法做试剂的空白实验。每隔一定的时间（2d）测定其过氧化值。计算公式如式（5-1）所示。

$$POV_{MEQ/kg} = (V_1 - V) \times c \times 0.1269 \times 100 \times \frac{78.8}{m} \tag{5-1}$$

式中 V_1——用于测定样品而消耗硫代硫酸钠标准滴定溶液的体积；

V——空白实验消耗的硫代硫酸钠标准滴定溶液的体积；

c——硫代硫酸钠标准滴定溶液的浓度；

m——用于测定的样品的质量；

0.1269——与 1.00mL 硫代硫酸钠标准滴定溶液 $[c(Na_2S_2O_3) - 1.000mol/L]$ 相当的碘质量。

2. 无梗五加果多糖抑菌作用

（1）培养基的配制（纪丽莲，1999）

①马铃薯培养基（霉菌培养基）：马铃薯20%，葡萄糖2%，琼脂1.5%~2%，水1000mL，自然 pH。将马铃薯去皮、切成小块，蒸馏水冲洗无淀粉，加蒸馏水（100g 加至 400mL）煮开 25min，5min 后，将马铃薯液 4 层纱布过滤。121℃灭菌 20min。

②牛肉膏蛋白胨培养基（细菌培养基）：牛肉膏0.3%，蛋白胨1%，NaCl 0.5%，1000mL 水，pH7.4~7.6，琼脂1.5%~2.0%，121℃灭菌 20min。

（2）菌悬液的制备（林捷等，1999） 供试菌种接入相应的斜面培养基进行活化，分别挑取适量的菌苔，用无菌生理盐水制成含菌量约为 10^8个/mL 的菌悬液。

（3）抑菌活性的测定 采用滤纸片法来测定不同浓度的粗多糖和精多糖对供试菌的抑菌圈大小，了解其抑菌强度。

将粗多糖和精多糖分别配制成 0.5%、1.0%、1.5%的样品溶液。

用打孔器将新华 1 号定性滤纸打成直径 6mm 的小圆片，分装于洁净干燥的小培养皿内，50 张/皿，干热灭菌（160℃，2h），分别加入 0.5mL 样品溶液，让每张滤纸片都浸透样品，制成样品滤纸片。

将灭菌的培养基分别倒入无菌培养皿中，每皿 15~20mL。等凝固后，用无菌吸管吸取 0.1mL 被试菌液，加到平板上，用玻璃棒把菌液涂布均匀，制成含菌双碟平板。最后用无菌镊子夹取样品滤纸片，放在含菌双碟平板上，每皿 3 片，细菌 37℃，24h，霉菌 28℃，48h 培养后量取抑菌圈直径。

二、结果与分析

（一）无梗五加果多糖抗油脂氧化性能

1. 无梗五加果多糖对猪油的抗氧化作用

如图 5-1 所示，多糖添加初期，抗油脂氧化效果不是很明显，但随猪油放置时间的延长，抗氧化效果越来越明显。多糖抗油脂氧化能力随添加量的增加而增强，添加量越大，抗油脂氧化效果显现得越早越明显。但因本试验中，多糖添加量比较低，所以抗油脂氧化效果仍不及 BHT。

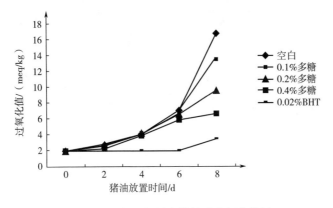

图 5-1　无梗五加果多糖抗油脂氧化作用

2. 抗坏血酸、柠檬酸与无梗五加果多糖对猪油的协同抗氧化作用

如图 5-2 所示，维生素 C、柠檬酸对无梗五加果多糖抗油脂氧化均有增效作用。维生素 C 增效作用更强。

（二）无梗五加果多糖抑菌作用

如表 5-1 所示，无梗五加果多糖对大肠杆菌、枯草杆菌和根霉均有一定的抑制作用。精多糖的抑菌效果优于粗多糖，更充分说明了无梗五加果多糖的抑菌效果。粗多糖中由于杂质含量较高，影响了抑菌效果的发挥。

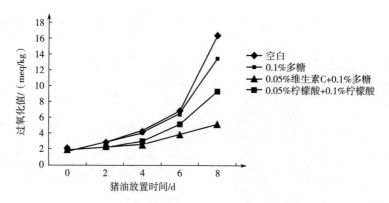

图 5-2　维生素 C、柠檬酸与无梗五加果多糖对猪油的协同抗氧化作用

表 5-1	无梗五加果多糖抑菌实验结果（抑菌圈直径）				单位：cm	
被试菌	粗多糖/%			精多糖 ASP/%		
	0.5	1.0	1.5	0.5	1.0	1.5
大肠杆菌 （*Escherichia coli*）	—	—	—	9	11	13
枯草杆菌 （*Bacillus subtilis*）	7	12	14	11	14	16
根霉 （*Rhizopus*）	8	11	13	8.5	12	14

三、结论

抗油脂氧化试验表明，无梗五加果多糖具有抗猪油氧化的性能，维生素 C、柠檬酸对其均具有增效作用，其中以维生素 C 增效作用更强。此外，无梗五加果多糖对大肠杆菌、枯草杆菌和根霉均具有一定的抑菌作用。

第三节　无梗五加多糖抗疲劳、耐缺氧及增强免疫功能

一、材料与方法

（一）材料与试剂

无梗五加果粗多糖和精多糖，实验室自制。

洋参含片 AAA 级，广州九天绿实业有限公司，批号：20050901。

印度墨汁，北京四中化工厂，批号：980301；昆明种小鼠，雌雄兼用，20~24g，由沈阳药科大学动物中心提供，合格证号：SCXK（辽）2003-008。

（二）主要仪器设备

电子天平，上海天平仪器厂；721-紫外分光光度计，上海第三分析仪器厂。

（三）试验方法

1. 无梗五加果多糖抗缺氧作用

昆明种小白鼠48只，雌雄兼用，20~24g，随机分为4组，分别灌胃给予蒸馏水、洋参含片YS（220mg/kg）及无梗五加果多糖（400mg/kg，200mg/kg），每日1次，共7d，末次给药1h后，将小鼠放入盛有15g钠石灰的250mL广口瓶内（每瓶1只），用凡士林涂抹瓶口，盖严使之不漏气，立即计时，以呼吸停止为指标，观察小鼠因缺氧而窒息性死亡的时间。

2. 无梗五加果多糖抗疲劳作用（潘京一等，2003）

进行小鼠负重游泳试验。昆明种小白鼠48只，随机分为4组，给药方式同上，末次给药1h后，按拉丁方顺序将小鼠置于（15±1）C、体积（40cm×40cm×40cm）的水槽中游泳，每次同时放2只小鼠。鼠尾根部负荷1/10体重的铁片，记录小鼠自游泳开始至没入水中的时间（以沉入水中时间5s为限）作为小鼠游泳时间。

3. 无梗五加果多糖免疫活性（丁永芳等，2003）

研究无梗五加果多糖对小鼠碳粒廓清试验的影响。昆明种小鼠40只，随机分组，给药方式同上，末次给药1h后各鼠尾静脉注射用生理盐水稀释4倍的0.1mL/10g印度墨汁，于注入墨汁后2min及10min时从小鼠眼眶后静脉丛取血20μL，立刻吹入2mL 0.1%Na_2CO_3溶液中，充分洗涤。取血完毕，以20μL正常小鼠血溶于2mL 0.1% $NaCO_3$溶液校零，675nm处测定吸光度值。按式（5-2）计算廓清指数K（OD_2与OD_{10}为2min和10min所取血样光密度）。

$$K=(\log OD_2-\log OD_{10})/(T_{10}-T_2) \tag{5-2}$$

取血后处死小鼠，称取肝、脾重量校正K值，以K表示每单位组织质量的吞噬活性，计算吞噬指数，校正式如式（5-3）所示。

$$\alpha=WK^{1/3}/WLS \tag{5-3}$$

式中　T——时间，min；

　　　W——体重，g；

　　　WLS——肝脾合重，g。

二、结果与分析

（一）无梗五加果多糖抗缺氧试验

结果表明，灌胃给予 YS 及 ASP（400mg/kg，200mg/kg），每日 1 次，共 7d，明显延长了在常压密闭缺氧条件下小鼠的存活时间，与对照组比，有显著性差异。无梗五加多糖能提高小鼠心脑耐缺氧能力、降低组织耗氧量、增强耐缺氧能力，结果见表 5-2 及图 5-3。

表 5-2	无梗五加果多糖对小鼠常压耐缺氧的影响	
组别	剂量/（mg/kg）	耐缺氧/min
对照组		23.91±1.29
洋参含片 YS	220	26.44±1.58
无梗五加果多糖 ASP	400	29.96±2.78 *
	200	32.48±2.99 *

注：*P<0.05 与对照组相比。

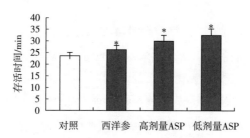

图 5-3　无梗五加果多糖对小鼠耐常压缺氧的影响

（二）无梗五加果多糖抗疲劳试验

结果表明，与对照组相比，YS 及 ASP（400mg/kg，200mg/kg）组小鼠负重游泳时间明显延长，由此可见，无梗五加果多糖能延长小鼠负重游泳时间，提高小鼠的体能，具有显著的抗疲劳作用，结果见表 5-3 及图 5-4 所示。

表 5-3	无梗五加果多糖对小鼠负重游泳的影响	
组别	剂量/（mg/kg）	游泳/min
对照组		1.17±0.20
洋参含片 YS	220	1.70±0.15 *
无梗五加果多糖 ASP	400	2.38±0.40 *
	200	1.72±0.15 *

注：*P<0.05 与对照组相比。

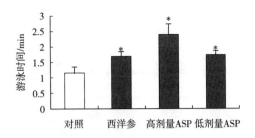

图 5-4　无梗五加果多糖对小鼠负重游泳的影响

（三）无梗五加果多糖免疫活性试验

由表 5-4、图 5-5 和表 5-5 结果表明，无梗五加果多糖高、低剂量连续给药 7d，可显著增强小鼠碳粒廓清的能力，增加免疫器官脾和胸腺的质量，与对照组比较差异显著。

表 5-4　　　　　　　　五加多糖对小鼠免疫器官质量的影响

组别	剂量/(mg/kg)	免疫器官质量/g	
		脾脏	胸腺
对照组	—	0.144±0.013	0.025±0.004
洋参含片 YS	220	0.189±0.010*	0.038±0.004#
无梗五加果多糖 ASP	400	0.189±0.020*	0.036±0.003#
	200	0.183±0.014*	0.040±0.006

注：$*P<0.05$，$^{\#}P<0.05$ 与对照组相比。

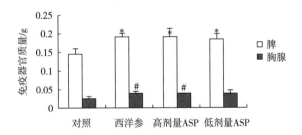

图 5-5　无梗五加果多糖对小鼠免疫器官质量的影响

表 5-5　　　　　无梗五加果多糖对小鼠碳粒廓清能力的影响

组别	剂量/(mg/kg)	廓清指数 K	吞噬指数 α
对照组		0.0457±0.0045	4.697±0.713
洋参含片 YS	220	0.0620±0.0041*	6.568±0.521#

续表

组别	剂量/(mg/kg)	廓清指数 K	吞噬指数 α
无梗五加果多糖 ASP	400	0.0613±0.0067*	6.559±0.518#
	200	0.0608±0.0059*	6.256±0.603

注：*$P<0.05$，#$P<0.05$ 与对照组相比。

三、结论

无梗五加果多糖（400mg/kg、200mg/kg）可明显增加小鼠常压缺氧状态下的存活时间；显著延长小鼠负重游泳的时间；增加免疫器官脾和胸腺的质量，并提高小鼠碳粒廓清的能力，提示无梗五加果多糖具有增强体液免疫调节及抗疲劳抗缺氧能力的作用。

多年以来，科学家们发现多糖及糖复合物参与和介导了细胞各种生命现象的调节，特别是免疫功能的调节。多糖尤其是中药多糖，因具有增强机体免疫功能及抗肿瘤等药理作用，而且几乎没有毒性，越来越引起国内外药理学家、生物学家和化学家们的兴趣。无梗五加果多糖是多糖类活性物质，在本实验中研究了其体液免疫调节及抗缺氧抗疲劳的作用。

缺氧对机体是一种劣性刺激，影响机体各种代谢，特别是影响机体的氧化供能，最终会导致机体的心脑等重要器官缺氧供能不足而死亡。因而，小鼠在密闭容器中受缺氧因素损害，主要反映在心和脑缺氧。实验结果表明，五加多糖具有较好的抗缺氧能力，可以明显延长小鼠在常压密闭缺氧条件下的存活时间，提示其对脑缺氧或心肌缺血有改善作用。同时，无梗五加果多糖还能明显延长负重游泳时间，具有较好的抗疲劳作用，糖类是运动过程中能量的源泉，无梗五加果多糖可能通过及时地补充机体能量，从而达到其抗疲劳的效果。

免疫器官的质量是衡量免疫功能的初步指标，胸腺与脾脏为体内主要的免疫器官。胸腺为初级淋巴器官，脾脏为次级淋巴器官，与体液免疫和细胞免疫均有密切关系。网状内皮系统（RES，单核巨噬细胞系统）是机体最重要的防御系统，它具有强大而迅速的吞噬廓清异体颗粒或某些可溶性异物的能力，并能迅速清除体内自身产生的某些有害物质。因此可以借助测定血液中碳粒的消失速度来反映 RES 吞噬异物的能力（杨铁红等，2005），无梗五加果多糖对正常小鼠的脾和胸腺均有增重作用。另外，无梗五加果多糖还能够增强小鼠碳粒廓清的能力，提示其对小鼠体液免疫功能有增强作用。

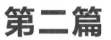

第二篇

无梗五加黄酮

第六章
无梗五加黄酮测定方法及提取工艺

第一节　概述

　　黄酮类化合物传统的提取方法为溶剂浸提法，主要包括水提法、醇提法。水提法仅限提取黄酮苷类，成本低、易操作、无污染。但水的极性大，易把蛋白质、糖类等溶于水的成分浸提出来，后续的分离困难，同时，提取液存放时，易腐败变质。醇提法是国内外使用最广泛的方法，很容易实现工业化生产。一般采取乙醇为提取溶剂。高浓度的乙醇（90%~95%）适宜于提取黄酮苷元，60%左右的乙醇适宜于提取黄酮苷类。

　　醇提法分为冷浸法、渗漉法、回流法。其中，冷浸法虽不需加热，但提取时间长，效率低。渗漉法由于保持一定的浓度差，所以提取效率较高，浸液杂质较少，但费时较长，溶剂用量大，操作烦琐。回流法较冷浸法和渗漉法提取时间短，但不适用于受热易破坏成分的药材提取（郭建平，1995）。

　　超声波提取法是在传统提取方法基础上发展起来的新技术，其空化作用能够破坏原料的细胞壁、细胞膜，促使提取物溶出，因具有提取温度低、提取时间短、溶剂用量少及提取效率高等优点，是目前提取黄酮类化合物应用最广泛的方法。

第二节　无梗五加黄酮测定方法

一、材料与方法

（一）材料与试剂

　　无梗五加果实，辽宁省丹东农业科学院提供。

　　芦丁，生化试剂，购自上海生化试剂二厂；无水乙醇、亚硝酸钠、硝酸铝、氢氧化钠、石油醚均为分析纯。

（二）主要设备

电热恒温水浴锅，常州国华电器有限公司；紫外可见分光光度计 7200 型，尤尼柯（上海）有限公司；圆筒式压滤器，绍兴市卫星医疗设备制造有限公司；RE-52 型旋转蒸发仪，上海博通经贸有限公司；SHZ-Ⅲ型循环水真空泵，上海华琦科学仪器有限公司；102 型电热鼓风干燥箱，天津实验仪器厂。

（三）试验方法

提取液中总黄酮含量的测定（任顺成，2004）：移取适量黄酮提取液于 10mL 的容量瓶中，加 0.3mL 的 5%亚硝酸钠溶液，混匀放置 6min，再加入 0.3mL 10%硝酸铝溶液，混匀放置 6min，然后加入 4mL 的 4%氢氧化钠溶液，用 30%乙醇定容，摇匀，放置 10min，在 500nm 处测定吸光度（以不加提取液的试剂为空白），根据回归方程计算提取液中黄酮的含量。

二、结果与分析

（一）黄酮含量测定方法的建立

1. 黄酮含量测定的最大吸收波长

移取适量无梗五加果黄酮提取液于 10mL 的容量瓶中，按试验方法项加入显色剂，于 400~800nm 波长下扫描，确定黄酮提取液最大吸收波长为 500nm。

图 6-1 中，曲线 1 为黄酮提取液，最大吸收波长为 500nm，曲线 2 为芦丁标准品，最大吸收波长为 508nm。

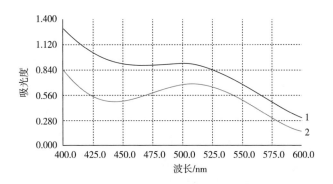

图 6-1　无梗五加果黄酮和芦丁的紫外扫描图

2. 黄酮含量测定的标准曲线

以芦丁为标准品，60%乙醇溶解，制作标准曲线，得回归方程：$y=1.185x+0.001$（图6-2）。

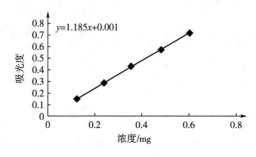

图6-2　芦丁标准曲线

(二) 黄酮含量测定方法的评价

1. 回收率的测定

向已知含量的黄酮提取液中，分别加入一定量的芦丁标准溶液，按试验方法黄酮含量测定项加入显色剂，于500nm下，测定吸光度，代入回归方程，得黄酮含量，计算回收率（表6-1）。

表6-1　　　　　　　　　　　　回收率测定结果

样品含黄酮量/mg	加标准样量/mg	测得量/mg	回收率/%	平均回收率/%
0.3055	0.060	0.3644	98.17	
0.3055	0.096	0.4004	98.85	
0.3055	0.120	0.4235	98.33	98.35
0.3055	0.144	0.4467	98.06	
0.3055	0.180	0.4825	98.33	

2. 精密度的测定

取同一黄酮提取液5份，按试验方法黄酮含量测定项测定吸光度，结果见表6-2，经计算，变异系数为0.73%。该方法精密度较高。

表6-2　　　　　　　　　　　　精密度测定结果

样品	1	2	3	4	5
吸光度 A	0.382	0.380	0.380	0.386	0.385

三、结论

硝酸铝显色法适于无梗五加果黄酮含量的测定，回收率为98.35%。

Al（NO₃）₃-NaNO₂-NaOH络合法主要是以芦丁为对照品，先用NaNO₂还原黄酮，再加Al（NO₃）₃络合，最后加NaOH溶液显色，产生红色化合物进行比色测定，是使用最广泛的中草药、中药制剂总黄酮类化合物测定法。虽然被广泛地应用于中草药、中药制剂中总黄酮含量的测定，但很多学者撰文探讨了该法应用的局限性和值得我们注意的一些问题，如席先蓉等（1995）通过试验发现石淋通片中总黄酮在该条件下于500~510nm与芦丁未见相似吸收峰。周正华等（2002）发现百蕊草中总黄酮用该法显色后在510nm处无明显吸收峰。郭亚健等（2002）选用多种黄酮及非黄酮化合物，与NaNO₂-Al（NO₃）₃-NaOH试剂反应后测定400~700nm吸收曲线，结果发现某些黄酮类物质（黄芩苷、黄芩素等）在500nm处无最大吸收或吸收很弱，而某些非黄酮类物质（绿原酸、咖啡酸等）在500nm处有最大吸收或较强吸收。任顺成（2004）和田金河（2003）的研究结果也表明NaNO₂-Al（NO₃）₃-NaOH显色法不适于玉米须黄酮和绿豆壳黄酮的含量测定。为消除杂质干扰和提高效率，不少学者使用了改良的NaNO₂-Al（NO₃）₃-NaOH显色法，周海梅等（1999）在测定银杏叶总黄酮试验中，以30%乙醇为溶剂，显色后选择470nm和500nm作为测定波长，采用系数倍率分光光度法，以ΔA对浓度c作线性回归，消除了其他成分干扰。本试验采用该法测定了无梗五加乙醇回流提取液中总黄酮的含量，研究中发现，供试液无梗五加果黄酮类化合物与Al（NO₃）₃-NaNO₂-NaOH反应后，显色产物在500nm处有最大吸收，对照品芦丁显色产物最大吸收波长为508nm，二者最大吸收波长基本接近，且对供试品而言，加显色剂后在500nm和508nm处测定的吸光度相差不大。加标后回收率测定为98.35%，且精密度高，所以硝酸铝显色法适用于无梗五加果黄酮含量的测定。

第三节 回流法提取无梗五加黄酮

一、材料与方法

（一）材料与试剂

无梗五加果实，辽宁省丹东农业科学院提供。

芦丁，生化试剂，购自上海生化试剂二厂；无水乙醇，亚硝酸钠，硝酸铝，氢氧化钠，石油醚均为分析纯。

（二）主要设备

电热恒温水浴锅，常州国华电器有限公司；紫外可见分光光度计7200型，尤尼柯（上海）有限公司；圆筒式压滤器，绍兴市卫星医疗设备制造有限公司；RE-52型旋转蒸发仪，上海博通经贸有限公司；SHZ-Ⅲ型循环水真空泵，上海华琦科学仪器有限公司；102型电热鼓风干燥箱，天津实验仪器厂。

（三）试验方法

1. 无梗五加果总黄酮的提取

无梗五加果实于60℃下烘干，粉碎后，用滤纸包好于索氏提取器中，经石油醚脱脂至溶剂无色，挥干石油醚，采用乙醇回流法提取总黄酮，确定最佳提取工艺条件。

（1）单因素试验　准确称取1g脱脂后的样品，滤纸包好，置于索氏提取器中，加入一定体积、一定浓度的乙醇溶液于90℃下，提取一定时间。分别考察乙醇浓度、液固比、提取时间对黄酮提取的影响。

（2）正交试验　在单因素试验基础上，以乙醇浓度、液固比、提取时间为考察因素，以无梗五加果黄酮提取率为考察指标，选用 $L_9(3^4)$ 正交表，对无梗五加果黄酮类化合物的提取工艺进行研究。

（3）提取次数的确定　采用正交试验确定了无梗五加果黄酮类化合物提取的最适乙醇浓度、液固比、提取时间后，在该工艺条件下，对无梗五加果反复提取，进一步研究提取次数对提取率的影响。

2. 黄酮类化合物的含量测定

同本章第二节提取液中总黄酮含量的测定。

二、结果与分析

（一）乙醇回流提取无梗五加果黄酮单因素试验

1. 乙醇浓度对黄酮提取的影响

如图6-3所示，随乙醇浓度的增加，黄酮提取量增大。乙醇浓度60%，黄酮提取量最多。乙醇浓度继续增加，黄酮溶解度下降。

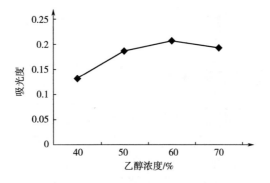

图 6-3　乙醇浓度对黄酮提取的影响

2. 液固比对黄酮提取的影响

如图 6-4 所示，随提取液用量的增加，黄酮提取量增加，当液固比超过 70，黄酮提取量反而下降，原因可能是黄酮水解所致。本试验条件下，选取液固比为 70 比较适宜。

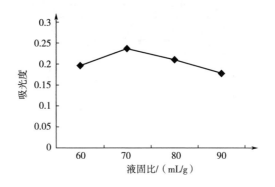

图 6-4　液固比对黄酮提取的影响

3. 提取时间对黄酮提取的影响

如图 6-5 所示，随提取时间的延长，黄酮提取量增加，但当提取时间超过 3h，黄酮提取量增加趋势不明显，且温度过高，易使黄酮被破坏，杂质溶出量增加，因此，本试验条件下，3h 最合适。

（二）正交试验确定乙醇回流法提取无梗五加果黄酮的最佳工艺

正交试验因素水平和实验结果见表 6-3 和表 6-4 所示。

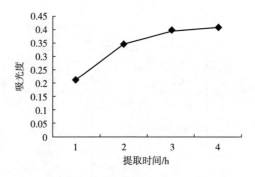

图 6-5　提取时间对黄酮提取的影响

表 6-3　　　　　　　　乙醇回流法提取黄酮正交试验因素水平表

标号	因素		
	A 乙醇浓度/%	B 液固比/（mL/g）	C 提取时间/h
1	50	70	2
2	60	80	3
3	70	90	4

表 6-4　　　　　　　　乙醇回流提取黄酮正交实验结果

实验号	因素			吸光度 A	提取率/（mg/g）
	A 乙醇浓度/%	B 液固比/（mL/g）	C 提取时间/h		
1	1	1	1	0.284	23.88
2	1	2	2	0.374	31.48
3	1	3	3	0.384	32.32
4	2	1	2	0.329	27.68
5	2	2	3	0.334	28.10
6	2	3	1	0.302	25.40
7	3	1	3	0.337	28.35
8	3	2	1	0.305	25.64
9	3	3	2	0.310	26.08
$k1$	87.68	79.91	74.92		
$k2$	81.18	85.22	85.24		
$k3$	80.07	83.80	88.77		
R	7.61	5.31	13.85		

由正交试验结果，我们可以看出，影响黄酮提取效果的因素依次为：提取时间、乙醇浓度、液固比。最佳工艺组合为 $A_1B_2C_3$，即：乙醇浓度 50%，液固比为 80，提取时间为 4h。该条件下黄酮提取率达到 35.67mg/g。

（三）乙醇回流提取无梗五加果黄酮提取次数的确定

由图 6-6 可以看出，第二次和第三次提取出的黄酮含量很少，一次提取可将大部分黄酮提取出来。

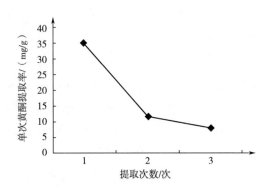

图 6-6 乙醇回流提取次数的确定

三、结论

乙醇回流法提取无梗五加果黄酮的最佳提取条件为醇浓度 50%，料液比 1∶80，提取时间 4h，提取 1 次。

第四节 超声波法提取无梗五加黄酮

一、材料与方法

（一）材料与试剂

无梗五加果，辽宁丹东。

无水乙醇分析纯型，亚硝酸钠，硝酸铝，氢氧化钠，沈阳化学试剂厂；蒸馏水，沈阳农业大学。

（二）主要设备

电子天平，大连格莱瑞机械有限责任公司；DFT-100 手式高速中药粉碎机，大连格莱瑞机械有限责任公司；KR-150 型超声波清洗机，沈阳科尔达超声波科技有限公司；循环水真空泵，北京市永光明医疗仪器有限公司；V-3100型紫外可见光分光光度计，上海凌析仪器有限公司。

(三) 试验方法

1. 无梗五加果黄酮类化合物超声波法提取工艺

将无梗五加果的干燥果实用粉碎机粉碎，过40目筛，准确称取1g粉碎后的无梗五加粉末，按照一定的固液比，加入一定浓度的乙醇，利用超声清洗机置于一定功率下，于一定温度下超声提取一定时间，过滤后置于100mL容量瓶中以提取剂定容到100mL。

2. 超声波法提取无梗五加果黄酮单因素试验

准确称取1g无梗五加果粉末，置于100mL三角瓶中，分别加入水和浓度为10%、30%、50%、70%的乙醇溶液70mL，利用超声清洗机，置于200W，50℃下提取30min，将提取液真空过滤后定容到100mL，测定提取液吸光度值，计算黄酮类化合物的提取量。并在此基础上，依次考察料液比 [1∶10，1∶30，1∶50，1∶70，1∶90 (g/mL)]、提取功率 [120，140，160，180，200 (W)]、提取时间 [20，30，40，50，60 (min)]、提取温度 [30，40，50，60，70 (℃)] 对黄酮类化合物提取量的影响。

3. 响应面法优化黄酮类化合物的提取工艺

在单因素试验的基础上，选取对黄酮类化合物提取量影响较大的三个因素，即料液比、乙醇浓度、提取时间，采用Design Expert8.0软件中的Box-Behnken进行三因素三水平的响应面试验设计。再采用软件中的响应优化器进行优化分析，得到回归模型和优化的工艺参数。

4. 黄酮类化合物的含量测定

同本章第二节提取液中总黄酮含量的测定。

二、结果与分析

(一) 单因素试验

1. 提取剂浓度对黄酮提取量的影响

如图6-7所示，随着乙醇浓度的升高，黄酮含量增加，在乙醇浓度为30%时到达最大值。当提取浓度继续增加，黄酮含量出现下降趋势，所以选择浓度为30%的乙醇作为无梗五加果中黄酮的提取剂进行后续试验。

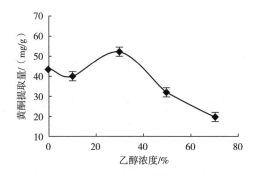

图 6-7 乙醇浓度对黄酮提取量的影响

2. 料液比对黄酮提取量的影响

如图 6-8 所示，随着提取剂用量的不断增加，黄酮的含量也不断增加，当料液比为 1∶70（g/mL）时，黄酮含量达到最高，当料液比继续增加，黄酮提取量开始下降，所以选取料液比 1∶70 进行后续试验。

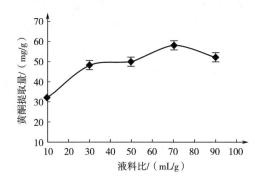

图 6-8 料液比对黄酮提取量的影响

3. 提取温度对黄酮提取量的影响

如图 6-9 所示，随着提取温度的不断增高，黄酮提取量逐渐增加，并且在 50℃时达到最高值，随着温度的继续增加，黄酮逐渐被高温破坏，从而使提取液内黄酮含量下降，因此选择提取温度为 50℃最佳。

4. 提取时间对黄酮提取量的影响

如图 6-10 所示，随着提取时间的增加，黄酮提取量逐渐增加，在 30min 时达到最大值，提取时间继续增加，无梗五加果黄酮在超声波的作用下，不断降解，所以选取提取时间为 30min 最优。

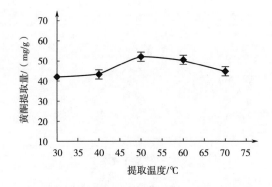

图 6-9　提取温度对黄酮提取量的影响

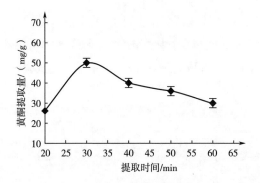

图 6-10　提取时间对黄酮含量的影响

5. 超声功率对黄酮提取量的影响

如图 6-11 所示，随着超声波功率的提高，提取液中总黄酮的含量随之增加，当功率超过 160W，总黄酮提取量变化趋于平缓。

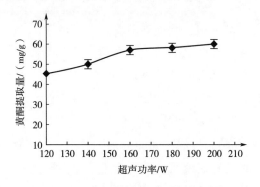

图 6-11　超声功率对黄酮提取量的影响

(二) 响应面试验设计优化工艺参数

1. 试验水平和试验因素的选择

在单因素试验的结果上，保持提取温度 50℃ 和提取功率 200W 不变，以黄酮提取量为响应值，选取对黄酮提取量影响较大的三个因素，提取液浓度、料液比、提取时间进行三因素三水平响应面试验设计，具体设计条件见表 6-5。

表 6-5　　　　　　　　试验因素水平及编码

因素	编码	编码水平		
		-1	0	1
乙醇浓度/%	A	10	30	50
提取时间/min	B	20	30	40
料液比/（g/mL）	C	1：50	1：70	1：90

2. 响应面试验设计及结果分析

根据 Design Expert8.0 软件对实验进行设计，试验结果及分析见表 6-6、表 6-7。

表 6-6　　　　　　　　响应面分析方案及试验结果

试验号	A 乙醇浓度 /%	B 提取时间 /min	C 料液比 /（g/mL）	Y 黄酮提取量 /（mg/g）
1	1	0	1	32.1546
2	0	1	1	31.7379
3	0	-1	-1	47.8551
4	0	0	0	39.6652
5	-1	0	-1	47.1733
6	-1	0	1	29.7000
7	1	1	0	37.8125
8	-1	-1	0	31.9843
9	0	0	0	41.6982
10	0	0	0	41.1000
11	0	0	0	40.5161
12	0	0	0	41.2737

续表

试验号	A 乙醇浓度 /%	B 提取时间 /min	C 料液比 /（g/mL）	Y 黄酮提取量 /（mg/g）
13	0	−1	1	31.2234
14	1	0	−1	50.2134
15	−1	1	0	40.1734
16	1	−1	0	33.5700
17	0	1	−1	50.0981

表 6-7 回归方程方差分析

来源	平方和	自由度	均方差	F	P	显著性
模型	828.76	9	92.08	49.95	<0.0001	**
A	2.78	1	2.78	1.51	0.2586	
B	45.98	1	45.98	24.95	0.0016	**
C	694.15	1	694.15	376.56	<0.0001	**
AB	3.90	1	3.90	2.12	0.1891	
AC	0.087	1	0.087	0.047	0.8342	
BC	8.21	1	8.21	4.45	0.0728	
A^2	42.83	1	42.83	23.23	0.0019	**
B^2	13.25	1	13.25	7.19	0.0351	*
C^2	19.48	1	19.48	10.57	0.0140	*
残差误差	12.9	7	1.84			
失拟项	10.42	3	3.48	5.62	0.0645	
纯误差	2.48	4	0.62			
总和	841.66	16				

注：* 在 0.05 水平差异显著；** 在 0.01 水平差异极显著。

将试验结果进行方差分析，以提取液中黄酮含量为响应值，进行回归拟合，得到回归方程如下：$Y = 40.85 + 0.59A + 2.40B - 9.32C - 0.99AB - 0.15AC - 1.43BC - 3.19A^2 - 1.77B^2 + 2.15C^2$。

如表 6-7 所示，变量模型 $P < 0.01$，回归模型差异极显著，变量模型 $P < 0.05$，差异显著，回归方程失拟检验 $P = 0.0645 > 0.05$，不显著。$R^2 = 0.9846$

说明所得的回归方程有较好的准确度和可靠性，拟合度良好。方差分析结果表明，各因素对黄酮提取量的影响程度为料液比>提取时间>提取液浓度（C>B>A），方程的一次项提取时间（B）、料液比（C）对响应值的影响极显著；二次项A^2对总黄酮含量的影响极显著；二次项B^2、C^2对响应值的影响显著，综上所述，单个试验因素对黄酮提取量的影响并非只是线性关系。

3. 响应面曲面直观分析

如图6-12、图6-13所示，当乙醇浓度不断增大时，黄酮提取量先增高后降低。如图6-13、图6-14所示，黄酮提取量受料液比的影响，随提取液的不断增加，黄酮提取量下降。如图6-12、图6-14所示，随着提取时间的不断增加，黄酮提取量先增加后趋于平稳。

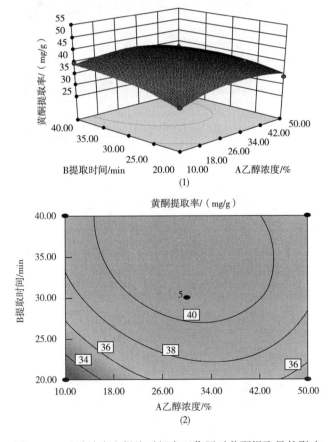

图6-12　乙醇浓度和提取时间交互作用对黄酮提取量的影响

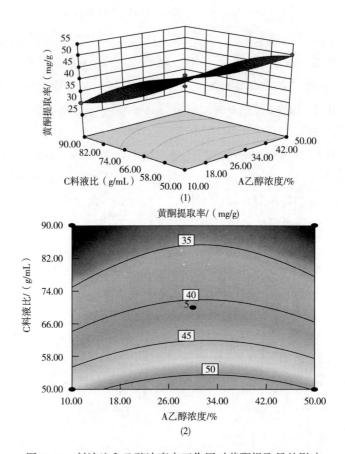

图 6-13 料液比和乙醇浓度交互作用对黄酮提取量的影响

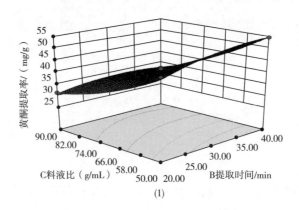

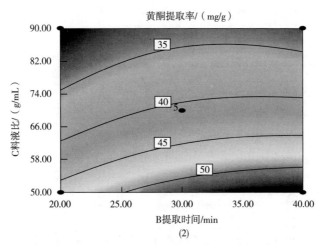

图 6-14　料液比和提取时间交互作用对黄酮提取量的影响

4. 优化提取工艺参数的验证

利用响应面分析得到最佳提取工艺预测值，即乙醇浓度为 29.21%，提取时间为 40min，料液比为 1 : 50，此时黄酮提取量理论值可达到 54.3724mg/g。将此提取工艺运用到实际操作当中，优化参数，即提取浓度为 30%，提取时间 40min，料液比为 1 : 50。实际黄酮提取量为（54.2124±0.3458）mg/g，达到预期值的 99.71%。

三、结论

本节试验首先设计单因素试验确定了提取无梗五加果中黄酮类化合物的最优条件，即 30% 乙醇，提取时间为 30min，提取温度为 50℃，料液比为 1 : 70，提取功率为 200W，得到的最优黄酮提取量为（48.7763±0.3186）mg/g。再在保持提取温度 50℃ 和提取功率 200W 不变的基础上，选取对响应值影响较大的乙醇浓度、提取时间以及料液比三个因素，进行了进一步的响应面分析，优化了各个参数，并将其应用到实际的操作当中，得到了最优的无梗五加果黄酮类化合物提取工艺工艺条件：提取浓度为 30%，提取时间 40min，料液比为 1 : 50，得到理论最优黄酮提取量为 54.3724mg/g，并进行了 3 次平行试验以检验其准确度和可行性，得到结果实际操作最优值为（54.2124±0.3458）mg/g，达到预期值的 99.71%，结果良好且准确度高。黄酮提取量比单因素试验结果提高了 11.14%。

分析响应面试验数据可得，各因素对黄酮提取量的影响程度为料液比>提取时间>提取液浓度（C > B > A），单个试验因素对黄酮提取量的影响并非只是线性关系。

第七章
无梗五加黄酮纯化工艺

第一节　概述

目前，黄酮的分离纯化主要采用是柱层析法，柱层析材料主要涉及大孔树脂、硅胶、葡聚糖凝胶。

硅胶主要用于分离异黄酮、二氢黄酮、二氢黄酮醇和高度甲基化或乙酰化的黄酮及黄酮醇。分离黄酮苷元时，可用氯仿-甲醇混合溶剂作移动相；分离黄酮苷时，可用氯仿-甲醇-水或乙酸乙酯-丙酮-水作移动相。葡聚糖凝胶有 Sephadex-G、SephadexLH-20 两种类型，分离苷元时主要利用吸附作用，分子中游离酚羟基越多，吸附程度越大；分离黄酮苷时，主要利用分子筛作用，相对分子质量越小越易被葡聚糖分子筛截留。常用洗脱剂为碱性水溶液、含盐水溶液、醇及含水醇等。

大孔吸附树脂是 20 世纪 60 年代发展起来的高分子聚合物树脂，具有大孔网状结构和较大的比表面积，可以通过物理吸附从水溶液中有选择地吸附有机物。大孔吸附树脂主要适合于极性和弱极性物质的纯化富集，目前，广泛应用在黄酮、皂苷、生物碱等功效成分的分离纯化上。

第二节　大孔树脂法纯化无梗五加黄酮

一、材料与方法

（一）材料与试剂

无梗五加果粗黄酮，按第六章方法制备所得。

大孔吸附树脂 AB-8、S-8、D_{4020}、NKA-9：天津南开化工厂；HPD-100、HPD-450、HPD-600、HPD-700、HPD-750：沧州宝恩化工厂。

芦丁：生化试剂，中国医药集团上海化学试剂公司。

95%乙醇、无水乙醇、氢氧化钠、亚硝酸钠、硝酸铝、盐酸等均为分析纯。

(二) 主要仪器

SHZ-D（Ⅲ）循环水式真空泵，巩义市英峪予华仪器厂；RE-52型旋转蒸发仪，上海博通；数显恒温水浴锅，国华电器有限公司；WFJ 7200型可见分光光度计，尤尼柯（上海）仪器有限公司；电子天平，沈阳龙腾电子称量仪器有限公司；SHA-B恒温振荡器，深圳国华电器有限公司；BSZ-100自动部分收集器，上海沪西分析仪器厂；HL-2恒流泵，上海沪西分析仪器厂；玻璃层析柱，上海青浦沪西仪器有限公司；102型电热鼓风干燥箱，天津实验仪器厂。

(三) 试验方法

1. 树脂的预处理

AB-8、NKA-9、S-8、D_{4020}：先用乙醇浸泡24h，放出浸液至洗涤液加水稀释不浑浊，水洗至无醇味，然后用5%HCl浸泡3h后水洗至中性，再用2%NaOH浸泡3h后水洗至中性，用蒸馏水浸泡备用。

HPD-100、HPD-450、HPD-600、HPD-700、HPD-750：先水洗去细小树脂及破碎树脂，然后用乙醇浸泡4h，放出浸液，至洗涤液加水稀释不浑浊。再用蒸馏水洗涤至无醇味，用蒸馏水浸泡备用。

2. 黄酮供试液的制备

无梗五加果实粉末，石油醚脱脂后，用50%乙醇在90℃下回流提取4h得到提取液，浓缩后备用。

3. 大孔吸附树脂对黄酮的静态吸附与解吸试验

（1）不同大孔吸附树脂对无梗五加果总黄酮的吸附与解吸试验　称取1g树脂于三角瓶中，加入质量浓度为0.5mg/mL黄酮溶液20mL在恒温振荡器中振荡24h充分吸附后，过滤，测定滤液中黄酮的浓度，计算各种树脂的吸附率；然后将过滤后的树脂加入50mL体积分数95%乙醇在同样条件下振荡24h解吸，过滤，测定滤液中黄酮浓度，计算其解吸率。从中挑选吸附率和解吸率都较高的树脂进行静态吸附动力学特性测定，进一步筛选出最佳树脂。

（2）大孔吸附树脂的静态吸附动力学特性测定　准确称取大孔吸附树脂1.0g装入三角瓶中，加入黄酮溶液20mL，置恒温水浴（25℃）振荡器上进行吸附，在5h内，每小时各取0.5mL，测其黄酮含量，绘制静态吸附动力学曲线。

（3）温度对大孔吸附树脂吸附和解吸性能的影响　准确称取大孔吸附树

脂 1g 装入三角瓶中，加入黄酮溶液 20mL，置恒温水浴振荡器上进行吸附与解吸，考察温度对树脂吸附和解吸性能的影响。

（4）大孔吸附树脂对黄酮的静态吸附与解吸试验　称取 1g 树脂于三角瓶中，加入一定浓度、pH 的黄酮供试液各 20mL，恒温水浴振荡器上振荡吸附，过滤，取滤液测定黄酮浓度，计算树脂的吸附率，以考察黄酮供试液的浓度、pH 对树脂吸附性能的影响。

向吸附后的树脂中加入 15mL 不同浓度的乙醇进行解吸，过滤测定滤液中黄酮浓度，计算不同浓度乙醇对黄酮的解吸率，以考察解吸液浓度对树脂解吸性能的影响。

（5）大孔吸附树脂对黄酮的动态吸附与解吸试验　取大孔吸附树脂湿法装柱，将一定体积黄酮供试液上树脂柱，控制一定流速进行吸附，对流出液进行收集（每 5mL 收集一管），测定每管流出液中黄酮浓度，计算树脂对黄酮的吸附率，考察不同吸附流速对树脂吸附性能的影响，绘制树脂对黄酮的吸附透过曲线，确定黄酮上样液与树脂用量的比例。

将解吸液控制一定流速对吸附后的树脂进行解吸，对流出液进行收集（每 8mL 收集一管），测定每管流出液中黄酮浓度，计算黄酮解吸率，考察不同解吸流速对树脂解吸性能的影响，绘制解吸曲线，确定解吸液的最佳用量。

4. 黄酮的测定

同本章第二节提取液中总黄酮含量的测定。

5. 树脂吸附率与解吸率的计算

$$吸附率 = (c_0 - c_1)/c_0 \times 100\% \tag{7-1}$$

$$解吸率 = c_2/(c_0 - c_1) \times 100\% \tag{7-2}$$

$$树脂吸附容量 = (c_0 - c_1)/M \tag{7-3}$$

式中　c_0——吸附前溶液中黄酮初始浓度，mg；

　　　c_1——吸附后溶液中黄酮剩余浓度，mg；

　　　c_2——解吸液中黄酮浓度，mg；

　　　M——树脂用量，g。

二、结果与分析

（一）大孔吸附树脂的筛选

1. 不同大孔吸附树脂对无梗五加果总黄酮的吸附与解吸效果

如表 7-1 所示，AB-8、HPD-600 不仅具有较大的吸附率，而且具有较高的解吸率。可通过吸附动力学的测定，对二者进行进一步筛选。

表 7-1　　　　　不同大孔吸附树脂对无梗五加果总黄酮的吸附与解吸

树脂类型	吸附容量/(mg/g)	吸附率/%	解吸率/%
S-8	9.56	83.83	9.43
HPD-100	5.84	51.14	65.29
HPD-600	6.33	55.36	70.63
HPD-450	3.88	34.09	76.03
HPD-700	4.28	37.61	65.24
AB-8	4.98	43.76	70.28
NKA-9	2.88	25.31	83.33
D4020	5.18	45.52	59.85

2. 大孔吸附树脂的静态吸附动力学特性测定

在实际应用中，适合的大孔吸附树脂不仅要具有较大的吸附量和解吸附率，还要有较快的吸附速度。本试验试验了 HPD-600 和 AB-8 的吸附动力学特征。从图 7-1 可以看出，两种树脂对无梗五加果黄酮的吸附均为快速平衡型，在 4h 内基本接近达到平衡，起始阶段吸附量都较大，但从总体上来看，HPD-600 吸附率始终优于 AB-8。因此，本试验选择 HPD-600 进行后续的试验。

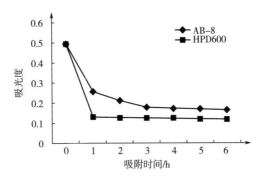

图 7-1　AB-8、HPD-600 静态吸附动力学曲线

（二）HPD-600 大孔吸附树脂对无梗五加果总黄酮的静态吸附与解吸试验

1. 温度对 HPD-600 树脂吸附和解吸性能的影响

如图 7-2 所示，在本试验所考察的温度范围内，HPD-600 树脂对黄酮的解吸随温度升高略有增加，整体来说，影响不明显。HPD-600 树脂对黄酮的

吸附性能则随温度的升高而下降，说明温度升高，不利于黄酮吸附。综合温度对树脂吸附和解吸性能的影响，确定室温 25℃ 条件下进行树脂的吸附和解吸试验最佳。

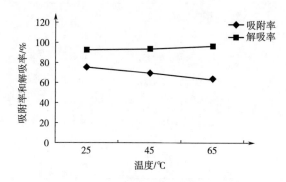

图 7-2　温度对树脂吸附和解吸性能的影响

2. 黄酮供试液浓度对 HPD-600 树脂吸附性能的影响

如图 7-3 所示，当黄酮供试液质量浓度为 0.501mg/mL 时，HPD-600 树脂对黄酮的吸附率最高，达到 78.84%，即质量浓度为 0.5mg/mL 附近时更有利于吸附。

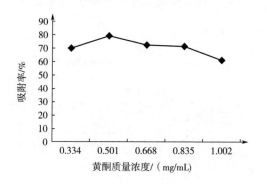

图 7-3　黄酮供试液质量浓度对树脂吸附性能影响

3. 黄酮供试液 pH 对 HPD-600 树脂吸附性能的影响

如图 7-4 所示，pH5.06（原液 pH）时树脂对黄酮的吸附率较高，这是由于黄酮类化合物为多羟基酚类，呈弱酸性，因而，要达到较好的吸附效果，必须在弱酸或酸性条件下吸附。本试验中黄酮上柱液原液 pH 即为 5.06，上柱前不再需要调整。

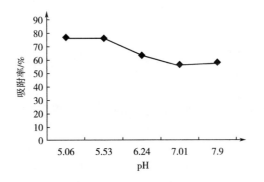

图 7-4　黄酮供试液 pH 对树脂吸附性能的影响

4. 解吸液浓度对 HPD-600 树脂解吸性能的影响

如图 7-5 所示，随乙醇浓度的增加，解吸效果增强。当用体积分数为 70% 的乙醇对吸附后的树脂进行解吸有较好的解吸效果，解吸率可达 93.10%，随后，黄酮解吸率下降。

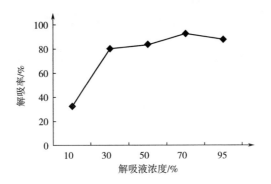

图 7-5　解吸液浓度对树脂解吸性能的影响

（三）HPD-600 大孔吸附树脂对无梗五加果总黄酮的动态吸附与解吸试验

1. 上样流速对 HPD-600 树脂吸附性能的影响

如图 7-6 所示，随上样流速的增加，树脂对黄酮的吸附性能下降，原因是流速过快，树脂来不及对黄酮进行吸附。本试验条件下，以上样流速 1mL/min 为宜。

2. HPD-600 树脂对黄酮的吸附泄漏曲线

如图 7-7 所示，随上样液体积增加，流出液中黄酮含量增加，即树脂对黄酮的吸附效果随上样液体积的增加而下降，这是由于树脂吸附接近饱和的

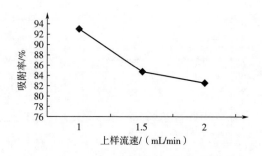

图 7-6　上样流速对树脂吸附性能的影响

缘故。本试验条件下，当上样液体积在 140mL，即上样液为树脂用量 14 倍以后，流出液中黄酮含量达到最大且不再增加，说明树脂对黄酮的吸附达到饱和。

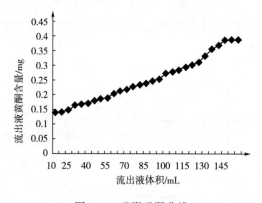

图 7-7　吸附泄漏曲线

3. 上样液与树脂用量的确定

树脂用量影响树脂对黄酮的吸附，本试验对同一黄酮上样液，采用不同用量树脂对其进行动态吸附，考察树脂用量对黄酮吸附的影响。结果见图 7-8 所示。

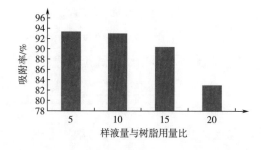

图 7-8　树脂用量对树脂吸附性能的影响

如图 7-8 所示，随树脂用量的增加，树脂对黄酮的吸附率增加。当样液量与树脂用量比为 5 时，树脂吸附率最高。这是因为增加树脂用量，等于增加了吸附表面积，有利于吸附。但过量的树脂，会增加生产成本，甚至导致树脂吸附选择性能降低。本试验条件下，样液量与树脂用量比为 10 时，吸附率达到93.04%，所以确定样液量与树脂用量比为 10，进行试验。

4. 解吸液浓度对树脂解吸性能的影响

如图 7-9 所示，解吸液浓度对纯化后产品中黄酮的纯度影响很大。随乙醇浓度的增加，黄酮纯度增大，乙醇浓度达到 70%时，纯化后产品中黄酮纯度最高，当乙醇浓度继续升高，黄酮纯度下降，醇溶性杂质增加，且高浓度醇易挥发。所以，以 70%乙醇为解吸液为宜。

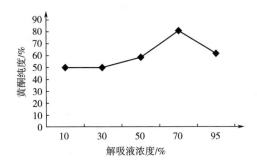

图 7-9　解吸液浓度对树脂解吸性能的影响

5. 解吸流速对树脂解吸性能的影响

如图 7-10 所示，随解吸流速的增加，树脂对黄酮的解吸性能呈下降趋势。说明流速增加，不利于树脂对黄酮的解吸。但流速过低，将导致整个生产周期延长，所以本试验选择 1mL/min 的解吸流速。

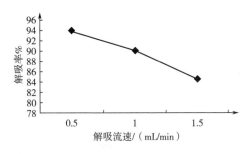

图 7-10　解吸流速对树脂解吸性能的影响

6. 解吸曲线

如图 7-11 所示，采用 70%乙醇进行解吸，洗脱峰集中，没有明显的拖尾现象。48mL 即三倍柱床体积的 70%乙醇基本可以将黄酮完全洗脱下来，经计算解吸率达 90.24%。

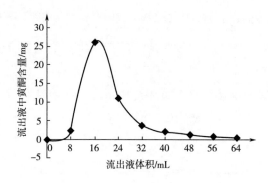

图 7-11　解吸曲线

7. 树脂重复使用次数对吸附性能的影响

化合物经树脂柱吸附后，在树脂表面或内部还残存着许多非极性成分，或吸附性成分，这些杂质会堵塞树脂孔道，或使某些官能团失去吸附性能，即毒化树脂，因此必须在下一次使用时再生树脂。按上述确定的吸附、解吸条件，取一定量黄酮粗提液进行上柱、吸附和解吸，重复操作 6 次，分别计算黄酮的吸附率。试验结果见表 7-2。

表 7-2　　　　　　　　树脂重复使用次数对吸附性能的影响

重复使用次数/次	吸附率/%
1	93.15
2	93.12
3	92.87
4	91.56
5	90.23
6	87.11

如表 7-2 所示，树脂重复 5 次后，对黄酮的吸附率下降至 90%以下，且下降趋势比较明显，因而应该每使用 5 次以后进行一次再生。

三、结论

在进行筛选的 8 种树脂中，HPD-600 对黄酮的吸附量大、吸附快速、易解吸，适宜于对无梗五加果黄酮的提取分离。当黄酮提取液 pH 为 5.06（原液），上样液的质量浓度为 0.5mg/mL，上样液与树脂用量（mL/g）为 10：1，控制流速为 1mL/min 时，HPD-600 对黄酮的吸附率可达 93.04%。低温有利于 HPD-600 树脂的吸附，而高温则有利于该树脂的解吸。70% 的乙醇对黄酮的洗脱率最高，纯化后产品中黄酮纯度最高，控制解吸流速为 1.0mL/min，洗脱体积为三倍柱床体积时，基本可以将黄酮完全洗脱下来。

第八章
无梗五加黄酮组成及生物活性

第一节　概述

目前，主要采用薄层色谱、紫外光谱、红外光谱、质谱及核磁共振相结合的方法进行黄酮类化合物的组成和结构鉴定。

自由基与一百多种人类疾病有关，很多疾病的主要原因之一是自由基过多（陈暖和周玖，1991）。人们先后从植物中提取的许多天然产物具有清除自由基的能力，其中黄酮类化合物是活性较强的一类。体外检测天然产物对DPPH自由基、ABTS自由基、羟基自由基、超氧阴离子的清除能力是用来评价天然产物自由基清除活性的主要手段。

此外，黄酮类化合物有较强的抗菌、抗病毒的作用已经被医学界所证实，对金黄色葡萄球菌、枯草杆菌、大肠杆菌的抑制能力较强（李叶等，2008）。

第二节　大孔树脂纯化后的无梗五加黄酮组成成分

一、材料与方法

（一）试剂

芦丁，槲皮素：生化试剂，中国医药集团上海化学试剂公司。

金丝桃苷：DELTA 天然有机化合物信息中心。

氯仿、正丁醇、冰醋酸、甲醇、乙醇、氯化铝、正庚烷、甲酸、三乙胺、乙酸乙酯等均为分析纯；十二烷基硫酸钠（SDS）为化学纯。

柱层析聚酰胺粉（80~100 目）、薄层层析用聚酰胺薄膜（10cm×10cm）、制备型聚酰胺薄层色谱板（20cm×20cm）：浙江台州市路桥四甲生化塑料厂。

（二）主要设备

UV-8 三用紫外分析仪，无锡科达仪器厂；BSZ-100 自动部分收集器，上海沪西分析仪器厂；HL-2 恒流泵，上海沪西分析仪器厂；玻璃层析柱，上海青浦沪西仪器有限公司。

（三）试验方法

1. 无梗五加果黄酮化合物类型的颜色反应鉴别（陈业高，2004）

主要采用了以下几种显色反应来初步鉴别无梗五加果中黄酮化合物的类型：紫外灯照射、盐酸镁粉反应、氨气熏蒸、1%三氯化铝醇溶液反应、浓硫酸反应。

2. 无梗五加果总黄酮组成成分的薄层色谱分析

（1）供试品与对照品溶液的配制　树脂纯化后的样品液，烘干，取10mg，以 5mL 甲醇溶解，作为供试液。另配制含 2mg/mL 芦丁、2mg/mL 金丝桃苷、0.5mg/mL 槲皮素的对照品溶液，备用。

（2）微乳液展开剂的配制（康纯等，2000；马柏林等，2001）　按照表面活性剂十二烷基硫酸钠（SDS）、助表面活性剂正丁醇和正庚烷、水的质量比，即 11.7 : 15.6 : 2.7 : 70 的比例称取各种试剂，加适量水搅拌溶解，再加水至足量，混匀后静置 24h 后备用。向微乳液中加入体积分数 6% 的甲酸，以抑制层析时的斑点拖尾现象。

（3）薄层色谱分析（梁淑芳等，2003）　吸取对照品溶液和供试品溶液各 10μL，在常见的几种黄酮类化合物层析体系下进行薄层层析，以确定最佳层析条件和黄酮化合物的组成。

二、结果与分析

（一）无梗五加果黄酮化合物类型的颜色反应鉴别

如表 8-1 所示，无梗五加果黄酮化合物类型可能为黄酮、黄酮醇、异黄酮。

表 8-1　　　　　无梗五加果黄酮化合物类型的颜色反应鉴别

检验方法	现象	结论
紫外光照射	棕色、蓝色	黄酮、黄酮醇、异黄酮
盐酸镁粉	橙红	黄酮、黄酮醇

续表

检验方法	现象	结论
氨气熏蒸	黄色	黄酮、黄酮醇
1%AlCl₃乙醇溶液（紫外）	黄色荧光	黄酮、黄酮醇、异黄酮
浓硫酸	棕黄	黄酮、黄酮醇、异黄酮

（二） 无梗五加果总黄酮组成成分的薄层色谱分析

1. 最佳层析条件的确定

由表 8-2 可以看出，本试验所设定的层析体系中，以聚酰胺为固定相，正丁醇-乙酸-水（4：1：5）或微乳液为展开剂适于无梗五加果总黄酮分离（薄层层析见图 8-1 和图 8-2），此两种条件下，分离出的清晰斑点数比较多，分开距离适中，且原点处颜色较浅，说明总黄酮组分已基本跑出。因微乳液的配制较为烦琐，溶液配好后需静置 24h 后方可使用，且溶液久放会影响分离效果，因此，本试验选择以聚酰胺为固定相，正丁醇-乙酸-水（4：1：5）为展开剂的层析条件进行后续试验。以硅胶为固定相下的层析效果，以后两种层析条件相对较好，说明极性弱的展开剂，不利于无梗五加果总黄酮成分的展开，而展开剂极性的增大有利于其分离展开，展开剂中加酸利于抑制斑点的拖尾现象，从而改善层析效果，以硅胶为固定相进行无梗五加果总黄酮成分的分离展开，展开剂的选择仍有待进一步研究。

表 8-2 薄层层析固定相与展开剂的筛选

固定相	展开体系	显色剂	展开结果
聚酰胺	正丁醇-乙酸-水（4：1：5）	1%三氯化铝乙醇溶液	供试液清晰斑点数 6 个，斑点分开距离适中，无拖尾，原点处颜色较浅。对照品槲皮素拖尾
聚酰胺	微乳液	1%三氯化铝乙醇溶液	供试液清晰斑点数 9 个，无拖尾，最下面两个斑点有重叠，且距离原点很近，原点处颜色较浅。对照品槲皮素距离原点非常近
聚酰胺	70%乙醇	1%三氯化铝乙醇溶液	供试液清晰斑点数 3 个。其余斑点距离非常近，下面斑点严重拖尾，原点处颜色较浅。对照品槲皮素拖尾

续表

固定相	展开体系	显色剂	展开结果
硅胶 GF254	氯仿-甲醇（10∶1）	1%三氯化铝乙醇溶液	清晰斑点1个，其他未跑出，原点处颜色非常重。对照品槲皮素距离原点非常近且严重拖尾，其余两个对照品未跑出
硅胶 GF254	氯仿-甲醇（3∶1）	1%三氯化铝乙醇溶液	清晰斑点1个，其余斑点重叠在一起形成一条色带，原点处颜色很重。对照品严重拖尾
硅胶 GF254	氯仿-甲醇-水（6∶4∶2）下层-乙酸（15∶1）	1%三氯化铝乙醇溶液	清晰斑点4个，下面斑点距离原点很近。原点处颜色较重。对照品金丝桃苷和芦丁距离比较近，三个对照品均有轻微拖尾
硅胶 GF254	乙酸乙酯-甲酸-水（8∶1∶1）	1%三氯化铝乙醇溶液	清晰斑点3个，下面两个斑点距离较近，原点处颜色较重。对照品槲皮素拖尾

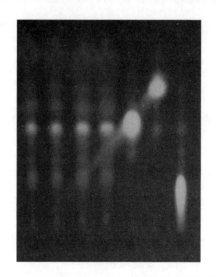

图8-1　正丁醇-乙酸-水为展开剂的薄层色谱图

2. 无梗五加果总黄酮组成成分的薄层定性分析

由上述几个薄层层析结果可知，色谱图中有一斑点 R_f 值与金丝桃对照品相同，该斑点在紫外灯（365nm）下呈棕黄色，喷显色剂后呈亮黄色，可见光下为黄色，氨气熏蒸后，可见光下为黄色，紫外灯下为棕黄色，与金丝桃

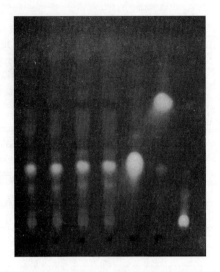

图 8-2　微乳液为展开剂的薄层色谱图

苷对照品一致，说明无梗五加果中含有金丝桃苷。据文献报道，金丝桃苷对钙内流有较强的选择性抑制作用，能抑制脂质过氧化，对心肌缺血、再灌注损伤具有保护作用，对记忆障碍也有明显的改善作用。具有明显的外周镇痛及中枢镇痛作用，具有一定的脊髓镇痛作用，其机制与抑制钙内流有关（章家胜等，1998）。此外，金丝桃苷有抗过敏、解痉、抗胃溃疡和利尿等作用，且有显著止咳、降血压、降低胆固醇效果，无副作用。对多种口腔溃疡与炎症有迅速良好的止痛效果，且能促进溃疡愈合，制成膜剂用于临床效果更佳，优于国际上目前通用治疗口腔溃疡的同类药物（蒋忠良等，1994），对无梗五加果的开发利用提供了依据。

三、结论

经显色反应和紫外扫描初步鉴别无梗五加果黄酮化合物类型可能为黄酮、黄酮醇、异黄酮。本试验所选择的层析体系中，无梗五加果总黄酮最佳层析体系：聚酰胺薄层为固定相，正丁醇-乙酸-水（4∶1∶5）或微乳液为展开剂。

无梗五加果总黄酮的薄层定性分析表明，无梗五加果中含有药用成分金丝桃苷，为无梗五加果的开发利用提供了依据。

第三节　大孔树脂结合乙酸乙酯纯化后的无梗五加黄酮组成成分

一、材料与方法

(一) 材料与试剂

无梗五加果,辽宁丹东。

乙醇、碳酸钠、硝酸铝、乙酸乙酯、氯化钾、醋酸钠、乙腈、甲醇、石油醚、盐酸、亚硫酸钠、二水合草酸、硼酸、氢氧化钠,沈阳化学试剂厂;Folin-酚蛋白定量试剂盒,北京索莱宝科技有限公司。

(二) 主要设备

电子天平,大连格莱瑞机械有限责任公司;超声波清洗机,沈阳科尔达超声波科技有限公司;V-3100 型分光光度计,上海凌析仪器有限公司;真空干燥箱,湖南吉尔森科技发展有限公司;旋转蒸发仪,上海申生;高效液相色谱,日本岛津;Agilent 1100 系列液质联用仪,美国 Agilent 公司。

(三) 试验方法

1. 乙酸乙酯萃取

经过大孔树脂纯化后的黄酮洗脱液,经旋转蒸发后,去除乙醇,用等体积的乙酸乙酯萃取,分别收集萃取后的水层和乙酸乙酯层,再经旋转蒸发后于 40℃条件下真空干燥,收集粉末备用。

2. 水层和乙酸乙酯层黄酮类活性成分含量的测定

分别取水层蒸干粉末和乙酸乙酯层蒸干粉末各 10mg 于 20mL 干净试管中,各加入 70%乙醇溶液充分溶解并定容至 10mL,分别测水层、乙酸乙酯层中黄酮、花色苷的含量。

(1) 黄酮含量的测定　总黄酮含量的测定仍采用硝酸铝络合分光光度法。

(2) 花色苷含量的测定　花色苷含量的测定则采用 pH 示差法。

分别吸取 0.025mol/L、pH1.0 的氯化钾缓冲液和 0.4mol/L、pH4.5 的醋酸钠缓冲溶液各 4.5mL 于 10mL 试管中,再向各试管中分别加入 0.5mL 水层、乙酸乙酯层溶解液,于室温下放置 20min,再利用紫外分光光度计,将样品分别置于 510nm 和 700nm 波长下,测定吸光度值并记录,计算花色苷含量公式如式（8-1）和式（8-2）所示。

$$A=\left(A_{510nm}-A_{700nm}\right)_{pH1.0}-\left(A_{510nm}-A_{700nm}\right)_{pH4.5} \tag{8-1}$$

$$c=\frac{A\times M\times DF\times 1000}{\varepsilon\times 1} \tag{8-2}$$

式中　c——花色苷的浓度，mg/L；

$\quad\quad M$——花色苷的相对分子质量，数值为449；

$\quad\quad DF$——稀释倍数，此处为1；

$\quad\quad\varepsilon$——花色苷的消光系数，数值为29600。

3. 花色苷结构的初步分析（孙建霞，2009）

（1）石油醚测试　取0.1g水层花色苷粉末于试管中，加入5mL石油醚，观察颜色变化并进行记录。

（2）盐酸测试　取0.1g水层花色苷粉末于试管中，加入5mL 10.0%盐酸，观察颜色变化并进行记录。

（3）亚硫酸钠测试　取10mL 70%乙醇提取液，加入几滴Na_2SO_3溶液震荡，观察溶液颜色变化情况，再加入几滴盐酸溶液震荡，观察颜色变化。

（4）硼酸反应　取0.1g花色苷粉末，用含1%浓盐酸的甲醇（$V_{浓盐酸}：V_{甲醇}=$1：99）提取，定容至25mL，取2mL提取液，加入10滴1%的$C_2H_2O_4\cdot 2H_2O$，再加入3mL 2%的H_3BO_3，观察颜色变化。

（5）碱性试剂反应　取0.1g花色苷粉末，用含1%浓盐酸的甲醇（$V_{浓盐酸}：$$V_{甲醇}=1$：99）提取，定容至25mL，取2mL提取液，加入3mL 5%Na_2CO_3摇匀，密闭静置30min，通空气10min。观察颜色变化。

（6）紫外-可见光谱分析　称取一定量的花色苷粉末，用0.1%盐酸甲醇溶解，质量浓度为1mg/mL，在紫外光谱仪上全波长扫描，得到无梗五加果花色苷紫外-可见光谱图。

4. 高效液相色谱法分析乙酸乙酯层无梗五加果黄酮类化合物单体

（1）对照品溶液与样品溶液的配制

①对照品溶液的配制：准确称取对照品适量，以甲醇溶解配制成金丝桃苷、芦丁、槲皮素质量浓度分别为0.046mg/mL、0.057mg/mL、0.051mg/mL的混合对照品溶液。

②样品溶液的配制：准确称取无梗五加果纯化黄酮样品粉末，以甲醇：水=1：1的比例配制成质量浓度为1.3mg/mL的样品溶液，混合均匀即得待测样品溶液。

将上述对照溶品液与样品溶液分别过 0.4μm 滤膜，进样后依据保留时间定性，确定无梗五加果黄酮类化合物单体。

（2）高效液相色谱条件　色谱柱为 Agilent TC-C$_{18}$，利用二元梯度洗脱，流动相 A：0.4%的磷酸水溶液，流动相 B：甲醇：乙腈 = 2：3，柱温 25℃，检测波长为 360nm，进样量为 10μL。梯度程序设定如表 8-3 所示。

表 8-3　　　　　　　　　　　　　　　液相梯度条件

时间/min	流动相 A	流动相 B
0	90	10
10	85	15
20	72	28
30	72	28
40	55	45
45	50	50
55	30	70
60	10	90
60.1	90	10
70	90	10

二、结果与分析

（一）活性成分含量的测定

实验结果如表 8-4 所示，黄酮类化合物主要集中在乙酸乙酯层（183.96±0.32）mg/g，远高于水层中黄酮类化合物的含量（36.79±0.27）mg/g，而水层中黄酮类化合物主要以花色苷为主，乙酸乙酯层中的黄酮类化合物不包括花色苷类。

表 8-4　　　　　　　　　　水层和乙酸乙酯层中各活性成分含量

样品/（mg/g）	水层/（mg/g）	乙酸乙酯层/（mg/g）
黄酮含量	36.79±0.72	173.96±1.32
花色苷含量	29.08±0.51	0

(二) 花色苷结构的初步分析

1. 石油醚和盐酸测试结果

如图 8-3 所示，水层粉末加入石油醚后，无明显颜色变化，说明无梗五加果花色苷中不含类胡萝卜素。如图 8-4 所示，水层粉末加入盐酸后，颜色显示为红色，则说明此色素为花青素类色素。

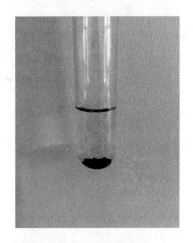

图 8-3　石油醚测试

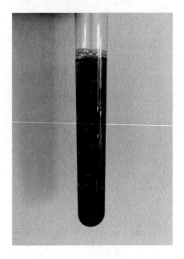

图 8-4　盐酸测试

2. 亚硫酸钠测试结果

观察结果如图 8-5 所示，水层粉末溶解后显红色，加入 Na_2SO_3 溶液后，原溶液褪色，再加入盐酸后，继而恢复为红色，则说明此色素为花色苷类色素。

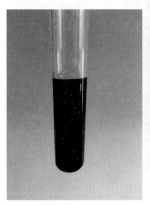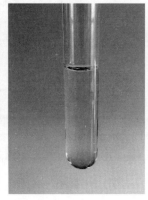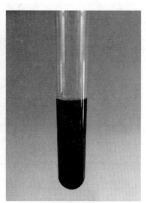

图 8-5　亚硫酸钠测试

3. 硼酸和碱性试剂反应结果

如图 8-6 所示，水层粉末提取液加入硼酸后颜色有所变深，说明此花色苷类色素含 C_5 位羟基。如图 8-7 所示，水层粉末加入碱性试剂后显黄色，且通空气后颜色不变，说明此花色苷类色素不含二氢黄酮醇、查尔酮、黄酮醇。

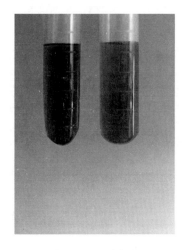

图 8-6　硼酸反应

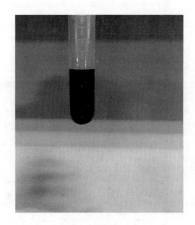

图 8-7　碱性试剂反应

4. 紫外-可见光谱分析

全波长扫描得到无梗五加果花色苷的紫外-可见光谱图结果如图 8-8 所示。此物质在可见光区和紫外区 500~540nm 和 275nm 附近有最大吸收波长，证明此色素为花色苷类色素。由此花色苷类物质在 300~350nm 有吸收峰可判断该色素分子有酰基存在。而在 308~313nm 没有吸收表示酰基化的酸不为对香豆酸，在 326~329nm 处也没有吸收则表示酰基化的酸不为咖啡酸，在 440nm 处没有肩峰，说明 C_5 的羟基没有被取代。

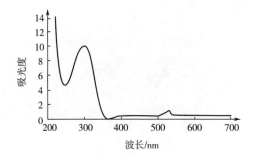

图 8-8　花色苷紫外-可见光谱图

5. 高效液相色谱法分析乙酸乙酯层无梗五加果黄酮类化合物单体

如图 8-9 所示，对照品芦丁、金丝桃苷、槲皮素的出峰保留时间分别为 26.602min、27.343min、42.873min。由图 8-10 可以看出，样品在保留时间分别为 26.704min、27.45min 和 42.977min 处出峰，与对照品芦丁、槲皮素、金丝桃苷出峰时间基本一致，说明样品溶液中存在这三种黄酮类化合物。

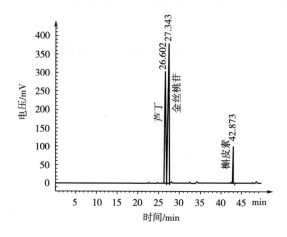

图 8-9　对照品液相色谱结果

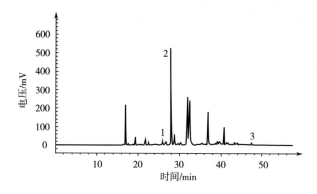

图 8-10　样品液相分析结果

三、结论

将乙酸乙酯萃取后的水层、乙酸乙酯层物质蒸干后，分别对两相中活性物质含量进行测定，其中，黄酮类化合物主要集中在乙酸乙酯层［（173.96±1.32）mg/g］，远高于水层中黄酮类化合物的含量［（36.79±0.72）mg/g］。而水层中黄酮类化合物主要以花色苷为主，乙酸乙酯层中的黄酮类化合物不包括花色苷类。

利用高效液相色谱法对乙酸乙酯层黄酮类化合物单体进行定性分析，确定黄酮类化合物的主要成分为芦丁、金丝桃苷、槲皮素。

第四节　无梗五加金丝桃苷的分离制备

一、材料与方法

(一) 试剂

金丝桃苷：DELTA 天然有机化合物信息中心。

甲醇、乙醇、三乙胺、乙酸乙酯等均为分析纯。

HPD-600 大孔吸附树脂：沧州宝恩化工厂；柱层析聚酰胺粉（80～100 目）、薄层层析用聚酰胺薄膜（10cm×10cm），制备型聚酰胺薄层色谱板（20cm×20cm）：浙江台州市路桥四甲生化塑料厂。

(二) 主要设备

UV-8 三用紫外分析仪，无锡科达仪器厂；BSZ-100 自动部分收集器，上海沪西分析仪器厂；HL-2 恒流泵，上海沪西分析仪器厂；玻璃层析柱，上海青浦沪西仪器有限公司。

(三) 试验方法

1. 无梗五加果金丝桃苷的提取与分离

无梗五加果粉末，石油醚脱脂后，用 50%乙醇在 90℃下回流提取 4h，得浓缩液，利用 HPD-600 大孔吸附树脂，蒸馏水冲洗至近无色，70%乙醇洗脱至基本无色，回收乙醇，所得固体用水溶解，经乙酸乙酯萃取，回收乙酸乙酯，所得固体以色谱级甲醇溶解，用制备型高效液相色谱法进行分离制备，流动相：甲醇-水（45：55）；检测器：示差折光检测器。制备用高效液相色谱仪 LC-10（日本岛津），制备柱（Kromasil，C_{18}，10mm×300mm，5μm）。

2. 无梗五加果金丝桃苷的鉴定

采用面积归一化法用高效液相色谱对制备的样品进行纯度鉴定。

采用薄层色谱、紫外光谱、红外光谱及核磁共振波谱对高效液相色谱柱制备的样品进行结构鉴定。

3. 无梗五加果金丝桃苷的进一步纯化

以乙醇-水为洗脱剂，采用聚酰胺树脂（60～90 目）对高效液相制备样品进一步纯化。

4. 无梗五加果金丝桃苷的含量测定（曹建国等，2005）

（1）色谱条件 色谱柱为 C_{18} 柱（6.0mm×150mm，5μm），流动相为 V（甲醇）：V（0.025mol/L 磷酸）= 55：45（混合后用三乙胺调 pH 至 3.0~3.2），检测波长 360nm，流速 1.0mL/min，柱温 25℃。

（2）对照品溶液的配制 精确称取 1mg 金丝桃苷对照品置于 1.5mL 微量离心管中，用移液器精确吸取 1mL 甲醇加入微量离心管中，摇匀，作为对照品溶液，质量浓度为 1mg/mL。

（3）标准曲线建立 精密吸取金丝桃苷对照品溶液 5μL、10μL、20μL、30μL、40μL、50μL 和 60μL，分别置于 1.5mL 的微量离心管中，精确定容至 1mL。在选定条件下，将以上各对照品溶液分别用 HPLC 重复测定 3 次，对峰面积积分，并取峰面积平均值，以峰面积为纵坐标，以金丝桃苷浓度为横坐标，进行线性关系分析，得到峰面积-金丝桃苷浓度回归方程。

（4）样品的制备和测定 将无梗五加果干燥并粉碎，精确称取 0.5g，置于 25mL 量瓶中，加甲醇约 20mL，在超声波发生器内提取 60min，静置冷却，加甲醇至刻度，摇匀。吸取样品溶液 10μL 左右注入液相色谱仪中，测定其中金丝桃苷色谱峰峰面积，根据线性关系方程计算出样品中金丝桃苷的浓度或含量。

二、结果与分析

（一）高效液相色谱制备无梗五加果金丝桃苷

金丝桃苷为药用成分，研究无梗五加果中金丝桃苷的提取分离，对开发利用无梗五加果具有重要的指导意义。本试验以市售金丝桃苷标准品为参照，采用制备型高效液相对无梗五加果中金丝桃苷进行制备研究。样品重复上柱两次，C_{18} 柱为固定相，甲醇-水（45：55）为流动相。标准品高效液相色谱图见图 8-11，样品高效液相制备图见图 8-12 和图 8-13。

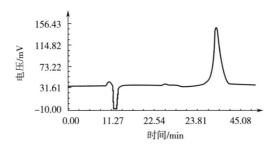

图 8-11 高效液相色谱制备金丝桃苷的对照品谱图

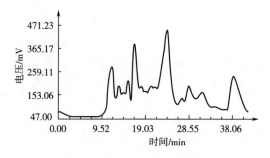

图 8-12　无梗五加果金丝桃苷的高效液相色谱制备图（一次上柱）

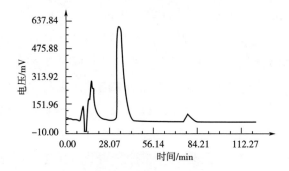

图 8-13　无梗五加果金丝桃苷的高效液相色谱制备图（二次上柱）

（二）无梗五加果中金丝桃苷的纯度鉴定

采用面积归一化法用高效液相色谱对制备的金丝桃苷进行了纯度鉴定，色谱柱为 C_{18} 柱，流动相为 V（甲醇）：V（0.025mol/L 磷酸）= 55：45（混合后用三乙胺调 pH3.0~3.2），检测波长 360nm，流速 1.0mL/min，柱温 25℃。样品重复上样两次，经高效液相色谱柱制备，所得金丝桃苷纯度为 92.87%（图 8-14）。薄层层析显示除显著的金丝桃苷斑点以外，还有一微弱的蓝色的小斑点。

（三）无梗五加果中金丝桃苷的进一步纯化

试验中发现，应用聚酰胺树脂，以乙醇-水为洗脱剂，对高效液相制备的金丝桃苷样品中存在的另一杂质（薄层下显示为一蓝色小斑点）有去除作用。从而可提高金丝桃苷的纯度。具体操作是聚酰胺湿法装柱，高效液相制备样品溶于少量水中，先以 30% 乙醇洗脱，收集洗脱液，薄层层析至不再出现蓝色斑点为止，然后以 50% 乙醇洗脱下金丝桃苷。试验结果见图 8-15。谱图中样品的顺序从左至右依次为分离出的蓝色斑点、金丝桃苷标准品、分离出的金丝桃苷。

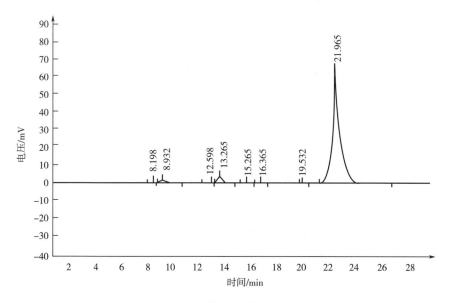

图 8-14　高效液相色谱制备金丝桃苷的 HPLC 纯度测定图

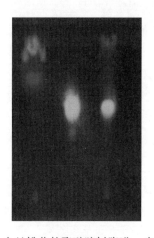

图 8-15　金丝桃苷的聚酰胺树脂进一步纯化样品

（四）无梗五加果中金丝桃苷的结构鉴定

采用紫外光谱、红外光谱及核磁共振波谱对高效液相色谱柱制备的样品进行结构鉴定。UV（CH₃OH）：258nm 及 362nm；IR（KBr）cm⁻¹ 3420（OH），1650（C＝O），1605（C＝C），1086（C—O）；¹HNMR（DMSO-d6）：12.59（1H，s，OH），7.66（1H，d，J=8.5Hz，6′-H），7.52（1H，brs，2′-H），6.80（1H，d，J=8.5Hz，5-H），6.35（1H，brs，8-H），6.15（1H，brs，

6-H)，5.35 (1H, d, J=7.6Hz, 1″-H)；^{13}C-NMR (DMSO-d6)：177.1 (4-C)，161.0 (7-C)，161.0 (5-C)，156.2 (9-C 或 2-C)，155.9 (9-C 或 2-C)，148.5 (4′-C)，144.7 (3′-C)，133.2 (3-C)，121.8 (6′-C)，120.8 (1′-C)，115.7 (5′-C)，115.0 (2′-C)，103.3 (10-C)，101.8 (1″-C)，98.8 (6-C)，93.5 (8-C)，75.7 (5″-C)，73.1 (3″-C)，71.1 (2″-C)，67.7 (4″-C)，59.9 (6″-C)。与文献数据基本一致（殷志奇等，2001；林生等，2004；黑龙江祖国医药所，1981）。

（五）无梗五加果中金丝桃苷的含量测定

本文参照刺五加叶中金丝桃苷测定方法进行了无梗五加果中金丝桃苷含量的测定，测定结果表明，无梗五加果中金丝桃苷含量为 417μg/g，高于文献报道的刺五加叶中金丝桃苷含量（274μg/g）和山楂中金丝桃苷含量（327μg/g），具有很大的开发利用价值（曹建国等，2005；杨书斌等，1999）。

三、结论

采用制备型高效液相从大孔树脂纯化后的无梗五加果总黄酮中提取金丝桃苷，产品纯度可达92%以上。与其他方法相比较，省时、省力、方便快捷。聚酰胺树脂进一步纯化，最终产品可达98%以上，为无梗五加果金丝桃苷的有效利用起到了指导作用。

经高效液相色谱法测定，无梗五加果中金丝桃苷含量为 417μg/g。

本试验采用制备型高效液相方法从大孔树脂纯化后的无梗五加果总黄酮中分离金丝桃苷，产品纯度达到92%以上，后用聚酰胺柱进一步纯化，最终产品纯度达到98%以上。试验中发现，洗脱剂甲醇和水的比例为 45：55 到 55：45 比较合适，甲醇用量高，金丝桃苷与其他成分无法分开，甲醇用量低，金丝桃苷虽与其他成分可以分开，但出峰时间晚，且容易拖尾。此外，由于大孔树脂纯化后样品中金丝桃苷纯度较低，所以要制备一定质量的产品，需要上样的次数增加，制备效率低，且由于样品中杂质比较多，容易降低柱效。如先采用聚酰胺纯化大孔树脂纯化后产品，则可提高产品中金丝桃苷的纯度，同时可减少高效液相上柱次数，提高高效液相制备效率，同时避免制备柱柱效降低的可能。

第五节 无梗五加黄酮抗氧化和抑菌活性

一、材料与方法

(一) 材料与试剂

干燥的无梗五加果实粉末。猪油：市售新鲜猪板油，文火熬制，过滤后备用。

HPD-600 大孔吸附树，购自河北沧州宝恩化工有限公司，其他同第五章第二节。

(二) 主要设备

RE-52 型旋转蒸发仪，上海博通经贸有限公司；SHZ-型循环水真空泵，上海华琦科学仪器有限公司；其他同第五章第二节。

(三) 试验方法

1. 无梗五加果黄酮化合物的制备

取干燥脱脂的无梗五加果粉末，50%乙醇（料液比为 1∶80），90℃下回流提取 4h，冷却后过滤，滤液浓缩，加水调整质量浓度为 0.5mg/mL，利用 HPD-600 大孔吸附树脂进行吸附（上样量与树脂用量比为 10∶1），以水洗脱至流出液无色，然后以 70%乙醇为洗脱剂，洗至流出液基本无色。收集 70%乙醇洗脱部分，真空干燥，即得到纯化后的精制黄酮，对其进行抗氧化与抑菌试验。

2. 抗油脂氧化性能研究

方法同第五章第二节。

3. 抑菌活性研究

方法同第五章第二节。

二、结果与分析

(一) 抗油脂氧化性能研究

1. 不同添加量黄酮化合物抗氧化性能研究

如图 8-16 所示，无梗五加果黄酮化合物对油脂有一定的抗氧化作用。随着黄酮添加量的增加，其对猪油的抗氧化作用增强。保藏时间越长，效果越显著。原因是黄酮类化合物作为还原体，失去氢离子，提供给氧化过程中产生的自由基，使其生成惰性化合物，从而终止油脂的氧化。但是由于添加量比较低，所以3个浓度的黄酮添加量均不如0.02%BHT（合成抗氧化剂二丁基羟基甲苯）作用效果好。

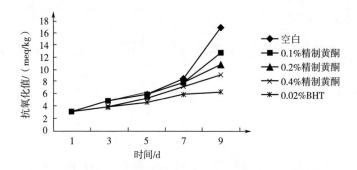

图8-16　不同添加量的精制黄酮抗油脂氧化性能

2. 无梗五加果粗黄酮与精制黄酮抗油脂氧化性能的比较

如图8-17所示，相同浓度的精制黄酮与粗黄酮相比较，精制黄酮的抗氧化效果更好。粗黄酮由于黄酮纯度较低，所以抗氧化效果较差。

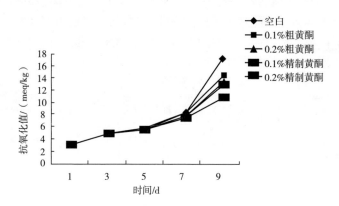

图8-17　粗黄酮与精制黄酮抗氧化效果比较

3. 无梗五加果黄酮化合物与其他物质的协同抗氧化作用

如图8-18所示，增效剂柠檬酸对无梗五加果黄酮化合物抗氧化没有显著增效作用，而维生素C的效果显著。原因是柠檬酸增效机理是与油脂中的金属离子形成金属盐，使金属离子失去了对油脂氧化的催化作用，而猪油中的金属离子较少，使柠檬酸无法发挥作用。维生素 C 具有强还原性，它与猪油中的氧反应，降低了氧含量，从而抑制了猪油的氧化。

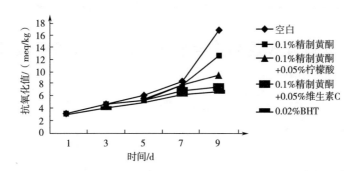

图 8-18　维生素 C、柠檬酸对精制黄酮抗氧化增效作用的研究

（二）抑菌活性研究

黄酮类化合物对自然界中许多病原微生物具有广泛的抑制和杀灭作用。其抑菌机制为破坏微生物细胞壁及细胞膜的完整性，导致微生物细胞释放胞内成分引起膜的电子传递、营养吸收、核苷酸合成及 ATP 活性功能障碍，从而抑制微生物生长，另有理论认为其能使微生物细胞蛋白质凝固或变性，故有杀菌和抑菌作用（谢鹏等，2004）。如表 8-5 所示，无梗五加果黄酮化合物对大肠杆菌、枯草杆菌和根霉有一定抑制作用，随浓度增加，抑菌效果增强。

表 8-5　　　　无梗五加果黄酮抑菌实验结果（抑菌圈直径）　　　　单位：cm

被试菌	黄酮/%		
	0.5	1.0	1.5
大肠杆菌 （*Escherichia coli*）	9	10	11
枯草杆菌 （*Bacillus subtilis*）	10	12	14
根霉 （*Rhizopus*）	9	11	12

三、结论

无梗五加果黄酮化合物对猪油有明显的抗氧化作用，抗氧化能力随添加量的增加而增强。维生素 C 的协同抗氧化增效作用比较显著。

无梗五加总黄酮有一定的抑菌效果，对大肠杆菌、枯草杆菌和根霉均有一定抑制效果。

第六节　无梗五加黄酮、蓝莓黄酮、苹果黄酮抗氧化活性的比较

一、材料与方法

（一）材料与试剂

蓝丰蓝莓、寒富苹果，沈阳农业大学园艺学院提供；无梗五加果，市售。

乙醇、盐酸、邻苯三酚，国药集团化学试剂有限公司；亚硝酸钠、氢氧化钠，天津南开化工厂；硝酸铝，天津市科密欧化学试剂有限公司；DPPH、Tris、总抗氧化能力试剂盒（ABTS），北京鼎国生物技术有限责任公司。

（二）主要仪器

电子天平，北京赛多利斯仪器系统有限公司；超声波清洗机，昆山市超声仪器有限公司；UV-1600 型紫外可见光分光光度计，北京瑞利分析仪器公司；旋转蒸发仪，上海申生；DKB-8A 型电热恒温水箱，上海精宏实验设备有限公司；微量移液器，上海求精生化试剂仪器有限公司；真空干燥箱，福州申辉化工仪器设备有限公司。

（三）试验方法

1. 黄酮类化合物的制备

（1）无梗五加果黄酮类化合物的制备

①无梗五加果黄酮提取液的制备：将无梗五加果按本试验中所优化的提取、纯化无梗五加果黄酮的参数工艺制备无梗五加果黄酮提取液，即将无梗五加果干果粉碎过筛，以料液比为 1∶50，30% 的乙醇在 50℃、200W 功率下超声波提取 40min，再将提取液过滤浓缩后收集备用。

②无梗五加果黄酮溶液的树脂纯化：无梗五加果用大孔树脂 HPD-600 进行纯化效果最优，纯化参数：吸附液质量浓度为 0.6mg/mL、吸附流速为 1mL/min，洗脱液为 70% 乙醇溶液，洗脱流速为 1mL/min。收集洗脱液，放

置蒸发后冻干为粉末，密封，备用。

（2）蓝莓果黄酮类化合物的制备

①蓝莓黄酮提取液的制备：将蓝莓果洗净自然晾干后，放入干燥箱内干燥，取出后剪开，继续干燥至恒重，将干燥蓝莓打成细颗粒状，过40目筛，密封保存待用。再用50%乙醇溶液，料液比1∶20，于40℃下超声波提取，提取功率为560W，重复提取三次，每次45min。提取液过滤浓缩后，收集备用（邵盈盈，2013）。

②蓝莓黄酮溶液的树脂纯化：以大孔树脂NKA-2对蓝莓黄酮类化合物进行纯化，以25mL床层体积的树脂装柱，上样质量浓度为1.355mg/mL，上样完成后静置1h，洗脱前用3BV纯化水对树脂进行冲洗，洗脱剂为70%乙醇，洗脱流速为2mL/min。收集洗脱液，旋转蒸发后冻干成粉末，密封，备用（邵盈盈，2013）。

（3）苹果黄酮类化合物的制备

①苹果黄酮提取液的制备：将苹果洗净，均匀切成5mm的薄片，去核，在沸水中加热10s，以破坏多酚氧化酶，防止褐变，将苹果片表面的水分用滤纸吸干，置于60℃干燥箱进行烘干至恒重，粉碎过筛。用55%乙醇溶液做提取液，料液比为1∶10，在50℃下超声波提取2h，将提取后的溶液过滤后旋转蒸发，备用（克热木江·吐尔逊江等，2012）。

②苹果黄酮溶液的树脂纯化：苹果黄酮溶液用AB-8型大孔树脂对苹果内黄酮类化合物进行纯化，吸附液质量浓度为0.64mg/mL，吸附流速为1mL/min用蒸馏水充分清洗除杂后，进行洗脱。解析液为70%乙醇，解析流速为1.6mL/min。收集洗脱液，旋转蒸发后冻干成粉末，密封，备用（克热木江·吐尔逊江等，2012）。

2. 黄酮类化合物抗氧化活性的测定

（1）清除DPPH自由基的测定　准确称取DPPH，并将其溶解于无水乙醇中，配制成浓度为$1.0×10^{-5}$mol/L的DPPH溶液，并将其置于暗处，室温保存。

分别取不同浓度的样品溶液0.5mL于试管中，加入2.8mL的70%乙醇溶液，再加入配制好的DPPH溶液0.5mL，在520nm下测定吸光度。计算清除率的公式如式（8-3）所示。

$$清除率/\% = \left(1 - \frac{A_S - A_B}{A_C}\right) \times 100 \qquad (8-3)$$

式中　A_S——样品溶液；

　　　A_B——样品空白溶液；

　　　A_C——对照溶液吸光值。

（2）清除超氧阴离子自由基的测定

①邻苯三酚自氧化速率的测定：取 4.2mL 的蒸馏水，pH8.2 的 50mmol/L Tris-HCL 缓冲溶液 4.5mL，加入试管中混匀，在 25℃ 恒温水浴中保温 20min，取出后迅速冷却，再立即加入同样在 25℃ 恒温水浴中预热过的 3mmol/L 邻苯三酚溶液 0.3mL。每隔 0.5min 在 325nm 处测定溶液的吸光度值，计算线性范围内每分钟吸光度的增加值。

②加入样品后速率的测定：加入邻苯三酚前，先分别加入不同浓度的样品溶液 1mL，3.2mL 蒸馏水，然后按相同方法操作。清除率计算公式如式（8-4）所示。

$$清除率/\% = \left(\frac{A_C - A_S}{A_C}\right) \times 100 \tag{8-4}$$

式中　A_C——邻苯三酚自氧化速率；

　　　A_S——加入样品后邻苯三酚的自氧化速率，即吸光度每分钟的增加值。

（3）清除羟基自由基能力的测定　将试管中分别加入浓度为 60mmol/L $FeSO_4$ 溶液、水杨酸-乙醇溶液各 2mL，样品溶液 1.0mL，加蒸馏水定容至 20mL，再分别加入 2mL 6mmol/L 的 H_2O_2，反应 10min，在 520nm 处测定吸光度值。根据式（8-5）计算清除率。

$$清除率/\% = \left(1 - \frac{A_1 - A_2}{A_0}\right) \times 100 \tag{8-5}$$

式中　A_1——样品溶液；

　　　A_2——样品空白溶液；

　　　A_0——对照溶液吸光值。

二、结果与分析

（一）三种原料黄酮类化合物对自由基的清除效果

如图 8-19 至图 8-21 所示，三种原料黄酮类化合物对 DPPH 自由基、超氧阴离子自由基、羟基自由基的清除能力均随之增大。三种原料黄酮类化合物对 DPPH 自由基、超氧阴离子自由基、羟基自由基的清除能力并不相同，其中，无梗五加黄酮类化合物对羟基自由基的清除能力最强，其次为超氧阴离子，对 DPPH 自由基的清除能力随样品浓度增加迅速增强，样品质量浓度在 0.33mg/mL 后，对 DPPH 自由基清除能力已高于对超氧阴离子的清除能力。蓝莓黄酮类化合物对羟基自由基的清除能力最强，其次为 DPPH 自由基，最后是超氧阴离子自由基。苹果黄酮类化合物对三种自由基的清除能力随浓度变化而呈现不同表现，当样品质量浓度低于 8mg/mL 时，对自由基的清除能力表现为 DPPH 自由基清除能力>羟基自由基清除能力>超氧阴离子自由基清除能力，当样品质量浓度大于 8mg/mL 时，DPPH 自由基清除能力≈羟基自由基清除能力>超氧阴离子自由基清除能力。

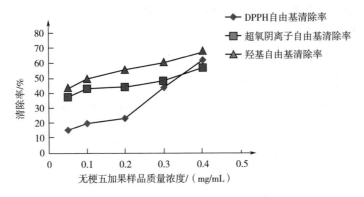

图 8-19　无梗五加果黄酮类化合物对自由基的清除效果

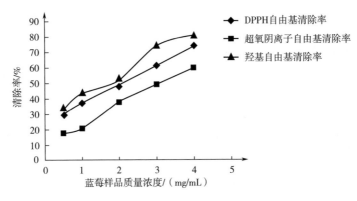

图 8-20　蓝莓黄酮类化合物对自由基的清除效果

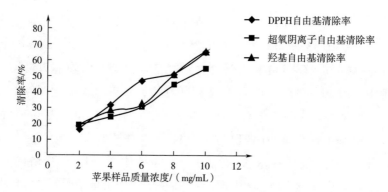

图 8-21　苹果黄酮类化合物对自由基的清除效果

（二）三种原料黄酮类化合物对自由基的清除能力比较

IC_{50} 值的意义为当自由基清除率达到 50% 时，样品物质的消耗量，即样品消耗量越低，样品的自由基清除能力越大。通过比较 IC_{50} 值可得出，三种原料对 DPPH 自由基、超氧阴离子自由基、羟基自由基清除能力依次为：无梗五加果黄酮>蓝莓黄酮>苹果黄酮（表 8-6）。

表 8-6　　　　　　　　不同原料 DPPH 清除能力 IC_{50} 的比较

自由基种类	样品种类	样品浓度 IC_{50}/（mg/mL）	对应黄酮浓度 IC_{50}/（μg/mL）
DPPH 自由基	无梗五加果	0.34	27.44
	蓝丰蓝莓	2.08	163.11
	寒富苹果	7.26	363.58
超氧阴离子自由基	无梗五加果	0.3	24.21
	蓝丰蓝莓	3.14	246.23
	寒富苹果	8.4	420.67
羟基自由基	无梗五加果	0.13	10.49
	蓝丰蓝莓	1.61	126.33
	寒富苹果	7.83	392.13

三、结论

通过对无梗五加、蓝莓、苹果总黄酮类化合物体外抗氧化活性的测定，表明无梗五加果总黄酮类化合物的抗氧化能力最强，清除 DPPH 自由基、超氧阴离子自由基、羟基自由基的 IC_{50} 值分别为 27.44μg/mL、24.21μg/mL 和 10.49μg/mL，以对羟基自由基的清除能力最强。不同原料对自由基的清除能力强弱与原料中黄酮的纯度和组成、原料的品种、产地、生长年限和采收期有关。

第三篇
无梗五加花色苷

第九章
无梗五加花色苷提取工艺

第一节　概述

　　花色苷是花青素的衍生物，是由花青素和各种不同的糖基连接后形成的植物中的主要呈色物质，属于极性较大的黄酮类化合物。花色苷的传统提取方法为溶剂浸提法，提取溶剂涉及乙酸乙酯、甲醇、乙醇、丙酮、水等，或者用某些极性较大的混合溶剂进行提取。花色苷的分子结构中存在具有酸性和碱性基团的高度共轭体系，因此用酸性提取剂来提取效果较好。目前溶剂萃取法提取色素中，以酸化的乙醇提取法最为常用。此外，在溶剂浸提基础上发展起来的超声波提取法，因具有提取温度低、提取时间短、溶剂用量少及提取效率高等优点，已广泛应用于花色苷的提取。

第二节　浸提法提取无梗五加花色苷

一、材料与方法

（一）材料与试剂

　　无梗五加果，辽宁省丹东农业科学院。

　　无水乙醇，天津市富宇精细化工有限公司；柠檬酸、柠檬酸钠，沈阳化学试剂厂。

（二）主要仪器

　　热鼓风干燥箱，南京实验仪器厂；DFT-100 手提式高速中药粉碎机，温岭市大德中药机械有限公司；TU-1810 紫外可见分光光度计，北京谱析通用仪器有限公司；LG10-2.4A 高速离心机，北京医用离心机厂；电子分析天平，北京赛多利斯仪器系统有限公司；DZF-6050 真空干燥箱，上海精宏实验设备有限公司；电热恒温水浴锅，常州国华电器有限公司；pHS-25 型酸度计，上海理达仪器厂。

(三) 试验方法

1. 浸提法提取无梗五加果花色苷单因素试验设计

准确称取 5g 无梗五加果粉碎后经 40 目筛的粉末，置于 100mL 三角瓶中，加入一定体积的 50%，pH3.0 的乙醇溶液，在一定温度的恒温水浴锅中提取一定时间，提取结束后，4000r/min 离心 20min，取上清液于 100mL 容量瓶中定容，在 540nm 测定其吸光度值。

选择浸提时间 3h，水浴提取温度 40℃，分别考察液料比（mL/g）为 5∶1、10∶1、15∶1、20∶1 和 25∶1 对花色苷吸光度的影响。并在此基础上，依次考察水浴温度（20℃、30℃、40℃、50℃、60℃）、浸提时间（1h、2h、3h、4h、5h）对花色苷吸光度的影响。

2. 响应面试验设计

在单因素试验基础上，利用 Design Expert8.0 软件设计响应面分析实验优化无梗五加果花色苷浸提提取工艺条件。因素水平编码见表 9-1。

表 9-1　浸提法提取无梗五加过花色苷响应面试验设计因素水平及编码

水平	因素		
	A 液料比/(mL/g)	B 时间/h	C 温度/℃
-1	10	2	30
0	15	3	40
1	20	4	50

3. 数据处理及分析

利用 Design Expert8.0 软件，得到拟合二阶多项式方程：$Y = b_0 + \Sigma b_i X_i + \Sigma b_{ii} X_{ii} + \Sigma b_{ij} X_i X_j$，式中：$Y$ 为预测值；b_0 为常数项系数；b_i 为线性系数项系数；b_{ii} 为二次项系数；b_{ij} 为交互作用项系数。对回归方程的系数进行显著性比较（F 检验），研究液料比、浸提时间、浸提温度对无梗五加果花色苷浸提效果的影响。再利用软件将获得的方程转化为响应曲面，进一步分析响应值的影响受因素及水平的影响。

二、结果与分析

(一) 浸提法提取无梗五加果花色苷单因素试验结果

1. 液料比对花色苷吸光度的影响

如图 9-1 所示，随着提取剂用量的增加，花色苷的吸光度开始增加，这是因为提取剂用量多有利于花色苷的扩散传质，但是当提取剂达到一定程度后，花色苷吸光度呈下降趋势，因为提取剂量过大时，花色苷分子间作用力变小，其稳定性下降，所以液料比为 15∶1，花色苷吸光度最高。

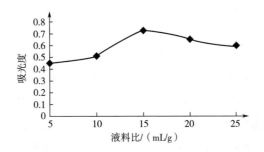

图 9-1　液料比对花色苷吸光度的影响

2. 提取时间对花色苷吸光度的影响

如图 9-2 所示，随着提取时间的延长，花色苷吸光度增加，4h 之后趋于稳定，这是因为无梗五加果花色苷在 4h 左右基本都已溶出。

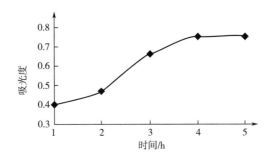

图 9-2　时间对花色苷吸光度的影响

3. 提取温度对花色苷吸光度的影响

如图 9-3 所示，随着温度的升高，花色苷吸光度迅速提高，在 50℃时花色苷吸光度达到最高，然后开始下降，这可能是由于花色苷在温度较高的条件下不稳定，所以50℃之后花色苷的含量呈下降趋势。

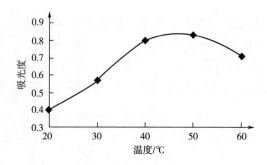

图9-3　温度对花色苷吸光度的影响

（二）响应面优化无梗五加果花色苷提取工艺

1. 响应面试验结果

为了研究不同条件对无梗五加果花色苷提取的影响和确定最佳提取条件，在单因素试验的基础上进行中心组合试验（Box-Behnken），对工艺参数进行优化，试验设计方案和结果见表9-2所示，共17组试验，其中零点试验重复5次，用来估计试验误差。

表9-2　　　浸提法提取无梗五加果花色苷响应面试验设计与结果

试验号	A 液料比/（mL/g）	B 时间/h	C 温度/℃	吸光度
1	1	0	1	0.505
2	1	1	0	0.567
3	1	-1	0	0.499
4	1	0	-1	0.553
5	-1	0	-1	0.547
6	-1	0	1	0.654
7	-1	-1	0	0.592
8	-1	1	0	0.441
9	0	1	-1	0.464
10	0	-1	-1	0.476
11	0	1	1	0.451

续表

试验号	A 液料比/(mL/g)	B 时间/h	C 温度/℃	吸光度
12	0	-1	1	0.486
13	0	0	0	0.826
14	0	0	0	0.847
15	0	0	0	0.776
16	0	0	0	0.768
17	0	0	0	0.776

2. 响应面法试验数据处理及方差分析

经 Design Expert8.0 软件对表 9-2 试验数据进行方差分析，以吸光度值为响应值，经回归拟合后，各试验因素对响应面的影响可以用下列函数表示：$Y = 0.8 - 0.014A - 0.016B + 7 \times 10^{-3}C + 0.055AB - 0.039AC - 5.75 \times 10^{-3}BC - 0.089A^2 - 0.18B^2 - 0.14C^2$。

进一步对回归方程进行分析。如表 9-3 所示，此模型 $P < 0.05$，响应面回归模型达到显著水平。模型的总决定系数 R^2 为 0.9706，说明拟合方程可信度达 97.06%。影响吸光度的因素主次顺序为 B > A > C。模型中 A^2、B^2、C^2 对吸光度的影响极显著（$P < 0.01$），AB 对吸光度的影响显著（$P < 0.05$），失拟性 $P = 0.4190$ 不显著，表明方程对试验有较好的精确度和可靠性，方程对试验的拟合良好，可以用回归模型代替真实试验点对试验结果进行分析和预测，因此二次方程能够较好地拟合真实的响应面（王淑霞等，2011）。

表 9-3　　　　　　　　　　回归模型方差分析

方差来源	平方和	自由度	均方差	F 值	P 值	显著性
模型	0.32	9	0.035	25.64	0.0002	**
A	1.512×10^{-3}	1	1.512×10^{-3}	1.11	0.3277	
B	2.112×10^{-3}	1	2.112×10^{-3}	1.55	0.2538	
C	3.920×10^{-4}	1	3.920×10^{-4}	0.29	0.6088	
AB	0.012	1	0.012	8.77	0.0210	*
AC	6.006×10^{-3}	1	6.006×10^{-3}	4.40	0.0743	
BC	1.323×10^{-4}	1	1.323×10^{-4}	0.097	0.7648	

续表

方差来源	平方和	自由度	均方差	F 值	P 值	显著性
A^2	0.033	1	0.033	24.50	0.0017	**
B^2	0.14	1	0.14	105.08	< 0.0001	**
C^2	0.088	1	0.088	64.49	< 0.0001	**
残差	9.566×10^{-3}	7	1.367×10^{-3}			
失拟性	4.514×10^{-3}	3	1.505×10^{-3}	1.19	0.4190	
纯误差	5.051×10^{-3}	4	1.263×10^{-3}			
总变异	0.32	16				

$R^2 = 97.06\%$　　$R^2_{校正} = 93.27\%$

注：* 在 0.05 水平差异显著；** 在 0.01 水平差异显著。

3. 交互作用对花色苷吸光度的影响

响应曲面反应各因素对响应值的影响，曲面坡度陡说明因素对响应值影响显著；曲面坡度平缓，则说明因素对响应值影响不显著（Liu Z *et al.*，2014）。等高线的密集程度和形状反映了因素之间的交互作用，等高线密集且呈椭圆形，说明因素交互作用影响显著；若等高线稀疏且趋向圆形，则说明因素交互作用影响不显著（Ahmed M *et al.*，2011）。

（1）液料比与提取时间的交互作用　如图 9-4 所示，液料比的曲面较平缓，而时间的曲面较陡，说明时间对吸光度的影响显著；等高线为椭圆形，说明两因素交互作用较强，对吸光度的影响显著。

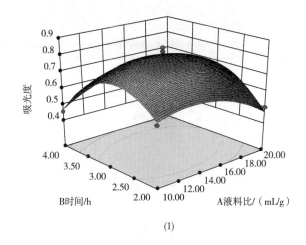

(1)

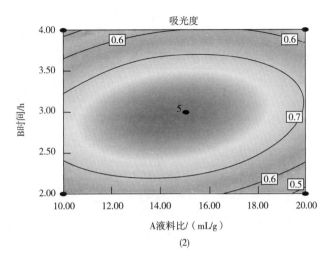

(2)

图 9-4　花色苷吸光度与液料比和提取时间之间的关系响应曲面及等高线图

（2）液料比与提取温度的交互作用　如图 9-5 所示，液料比和温度的曲面都趋于平缓，说明液料比和温度对吸光度的影响都不显著；等高线沿液料比方向密集，说明液料比比时间对吸光度的影响大；等高线趋于圆形说明两因素交互作用影响较弱。

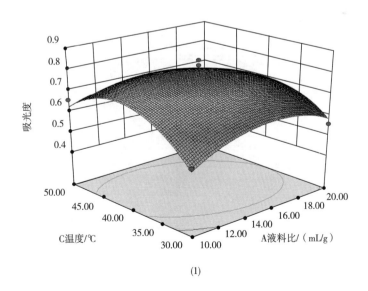

(1)

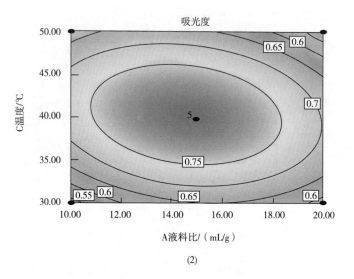

(2)

图9-5　花色苷吸光度与液料比和提取温度之间的关系响应曲面及等高线图

（3）提取温度和提取时间的交互作用　如图9-6所示，温度和时间曲面均趋于平缓，说明温度和时间对吸光度的影响均不显著，等高线接近圆形，说明交互作用影响较弱。

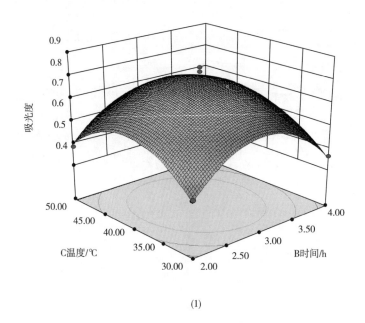

(1)

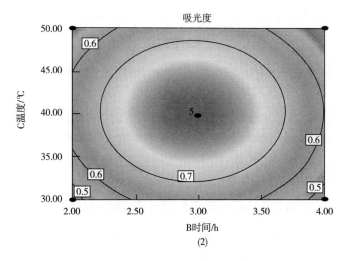

图 9-6　花色苷吸光度与提取时间和提取温度之间的关系响应曲面及等高线图

（4）优化提取工艺参数的验证　将优化后的无梗五加果花色苷浸提提取工艺运用到实际中，由回归模型来预测反应的最佳条件。利用响应面试验设计分析，无梗五加果花色苷提取反应条件是液料比 14.5∶1，提取时间 3.0h，温度 39℃，预测吸光度值 0.801，实际操作，重复 3 次进行平行试验，测得吸光度值 0.784，达到理论模型预测值的 97.8%，符合要求，因此无梗五加果花色苷的适宜浸提提取工艺参数为液料比 14.5∶1，提取时间 3.0h，温度 39℃。本研究结果对无梗五加果花色苷的进一步纯化及开发利用具有参考作用。

三、结论

浸提法提取无梗五加果花色苷的最佳工艺条件：液料比 14.5∶1（mL/g），提取时间 3.0h，温度 39℃，在此条件下花色苷的吸光度可达到 0.784。

第三节　超声波法提取无梗五加花色苷

一、材料与方法

（一）材料与试剂

材料与试剂同本章第二节。

（二）主要仪器

SHZ-ⅢB 型循环水真空泵，上海华琦科学仪器有限公司；其他同本章第二节。

（三）试验方法

准确称取 5g 无梗五加果粉碎后的粉末，置于 100mL 三角瓶中，加入一定体积的 50%，pH3.0 的乙醇溶液，在一定功率的超声清洗器中提取一定时间，提取完毕后，在 4000r/min 离心 20min，取上清液于 100mL 容量瓶中定容。在 540nm 下测定吸光度值。

选择超声时间 35min，超声功率 150W，超声温度 50℃，分别考察液料比（mL/g）为 5：1、10：1、15：1、20：1 和 25：1 时对花色苷吸光度的影响。并在此基础上，依次考察超声温度（20℃、30℃、40℃、50℃、60℃）、超声时间（15min、25min、35min、45min、55min）、超声功率（100W、125W、150W、175W 和 200W）对花色苷吸光度的影响。

（四）响应面试验设计

在单因素试验基础上，利用 Design Expert8.0 软件设计响应面分析试验，优化超声波辅助提取法提取无梗五加果花色苷的工艺参数，因素水平及编码见表 9-4。

表 9-4　　　　超声波辅助提取法提取无梗五加果花色苷响应面试验设计因素水平及编码

水平	因素			
	A 液料比/(mL/g)	B 温度/℃	C 时间/min	D 功率/W
−1	5	30	15	100
0	10	40	25	150
1	15	50	35	200

（五）数据处理及分析

利用 Design Expert8.0 软件中的多元线性回归分析程序，得到二阶多项式方程：$Y = A_0 + \Sigma A_i X_i + \Sigma A_{ii} X_{ii} + \Sigma A_{ij} X_i X_j$，式中：$Y$ 为预测值；A_0 为常数项系数；A_i 为线性项系数；A_{ii} 为二次项系数；A_{ij} 为交互作用项系数。再利用 Design Expert8.0 将获得的方程转化为响应曲面，进一步分析试验因素及水平对响应值的影响。

二、结果与分析

(一) 超声波法提取无梗五加果花色苷单因素试验

1. 液料比对花色苷吸光度的影响

由图9-7可知，随着液料比的增大，花色苷吸光度提高，在液料比为15∶1时，花色苷吸光度达到最大，原因可能是随着溶剂量的增加，增大了物料与溶剂的接触面。当溶剂达到一定程度后吸光度有所下降，原因可能是含水量过大时，花色苷分子间作用力变小，其稳定性下降，从而容易分解。

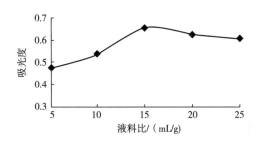

图9-7 液料比对花色苷吸光度的影响

2. 超声温度对花色苷吸光度的影响

如图9-8所示，随着提取温度的升高，花色苷吸光度相应提高，在提取温度为50℃时，花色苷吸光度达到最大，之后有所下降。可能是因为花色苷在温度较高的条件下不稳定，温度过高不利于花色苷的提取，所以50℃之后花色苷的含量呈下降趋势。

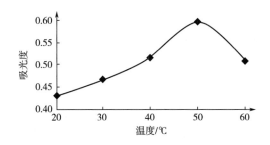

图9-8 超声温度对花色苷吸光度的影响

3. 超声时间对花色苷吸光度的影响

如图9-9所示，随着超声时间的延长，花色苷吸光度先升高后下降，在

35min 时吸光度达到最高。原因可能是在 35min 之前花色苷通过超声作用全部溶出，35min 之后一部分花色苷被超声波所分解，使得花色苷的吸光度下降。

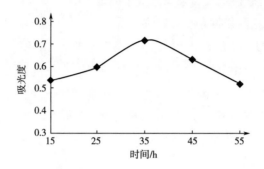

图 9-9　超声时间对花色苷吸光度的影响

4. 超声功率对花色苷吸光度的影响

如图 9-10 所示，随着超声功率的增强，花色苷吸光度随之提高，功率超过 200W 后吸光度有下降的趋势，原因可能为超声功率过强，破坏了花色苷的结构。

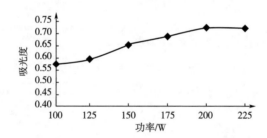

图 9-10　超声功率对花色苷吸光度的影响

(二) 响应面法优化超声提取无梗五加果花色苷工艺

1. 响应面试验结果

响应面试验结果如表 9-5 所示。

表 9-5　超声波辅助提取法提取无梗五加果花色苷响应面试验设计及结果

试验号	A 液料比/ (mL/g)	B 温度 /℃	C 时间 /min	D 功率 /W	吸光度
1	1	0	1	0	0.708
2	1	0	0	1	0.472

续表

试验号	A 液料比/ （mL/g）	B 温度 /℃	C 时间 /min	D 功率 /W	吸光度
3	1	0	−1	0	0.585
4	1	−1	0	0	0.531
5	1	1	0	0	0.727
6	1	0	0	−1	0.429
7	−1	0	1	0	0.692
8	−1	−1	0	0	0.754
9	−1	1	0	0	0.631
10	−1	0	−1	0	0.659
11	−1	0	0	−1	0.582
12	−1	0	0	1	0.516
13	0	−1	0	−1	0.485
14	0	0	−1	1	0.532
15	0	1	0	−1	0.573
16	0	1	−1	0	0.569
17	0	0	1	1	0.592
18	0	−1	−1	0	0.579
19	0	1	1	0	0.695
20	0	0	−1	−1	0.482
21	0	−1	0	1	0.458
22	0	1	0	1	0.484
23	0	−1	1	0	0.696
24	0	0	1	−1	0.563
25	0	0	0	0	0.821
26	0	0	0	0	0.782
27	0	0	0	0	0.763
28	0	0	0	0	0.769
29	0	0	0	0	0.787

2. 响应面法试验数据处理及数值分析

响应面法试验数据处理及数值分析如表9-6所示。

表9-6 回归模型方差分析

方差来源	平方和	自由度	均方差	F	P	显著性
模型	0.35	14	0.025	20.24	<0.0001	**
A	0.012	1	0.012	9.71	0.0076	**
B	2.581×10^{-3}	1	2.581×10^{-3}	2.06	0.1731	
C	0.024	1	0.024	19.40	0.0006	**
D	3×10^{-4}	1	3×10^{-4}	0.24	0.6322	
AB	0.025	1	0.025	20.31	0.0005	**
AC	2.025×10^{-3}	1	2.025×10^{-3}	1.62	0.2243	
AD	2.970×10^{-3}	1	2.970×10^{-3}	2.37	0.1459	
BC	2.025×10^{-5}	1	2.025×10^{-5}	0.016	0.9006	
BD	9.610×10^{-4}	1	9.610×10^{-4}	0.77	0.3959	
CD	1.102×10^{-4}	1	1.102×10^{-4}	0.088	0.7711	
A^2	0.027	1	0.027	21.56	0.0004	**
B^2	0.039	1	0.039	31.13	<0.0001	**
C^2	0.021	1	0.021	16.40	0.0012	**
D^2	0.27	1	0.27	216.09	<0.0001	**
残差	0.018	14	1.253×10^{-3}			
失拟性	0.012	10	1.549×10^{-3}	3.03	0.1486	
纯误差	2.047×10^{-3}	4	5.118×10^{-4}			
总变异	0.37	28				

$R^2=95.29\%$ $R^2_{校正}=90.58\%$

注：** 在0.01水平差异显著。

经 Design Expert8.0 软件对表9-5中的试验数据进行方差分析，以花色苷吸光度（Y）为响应值，经二次回归拟合后，得到花色苷吸光度的总回归方程：

$Y=0.78-0.032A+0.015B+0.045C-5\times10^{-3}D+0.080AB+0.023AC+0.027AD+2.250\times10^{-3}BC-0.016BD-5.250\times10^{-3}CD-0.065A^2-0.078B^2-0.056C^2-0.20D^2$

由表9-6可知影响无梗五加果花色苷吸光度的因素主次为超声时间（C）>液料比（A）>超声温度（B）>超声功率（D），其中超声时间和液料比的作用达到极显著水平，液料比和时间的交互作用显著，在二次项中，这 4 个因素都表现为极显著，此模型 $P < 0.05$，响应面回归模型达到显著水平。拟合度 $R^2 = 0.9529$，说明拟合方程可信度达 95.29%。失拟项 P 为 0.1486，不显著，因此二次方程能够较好地拟合真实的响应面。

3. 交互作用对花色苷吸光度的影响

（1）液料比和超声温度交互作用 由图 9-11 可知，液料比曲面陡，温度曲面平缓，说明液料比对吸光度的影响显著；从等高线图来看，液料比等高线分布密集且成椭圆形，说明液料比对吸光度的影响显著且和温度的交互作用较强，对花色苷吸光度的影响显著。

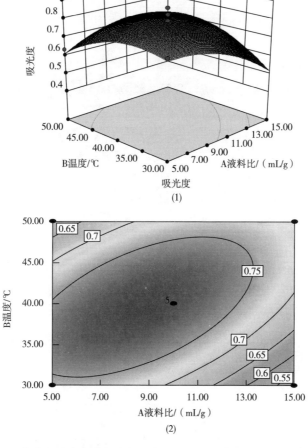

图 9-11 花色苷吸光度与液料比和超声温度之间的关系响应曲面及等高线图

（2）液料比和超声时间交互作用　如图 9-12 所示，时间曲面趋于平缓，液料比和时间曲面均相对较陡，液料比、时间对吸光度的影响显著；等高线偏向圆形，说明两因素交互作用较弱。

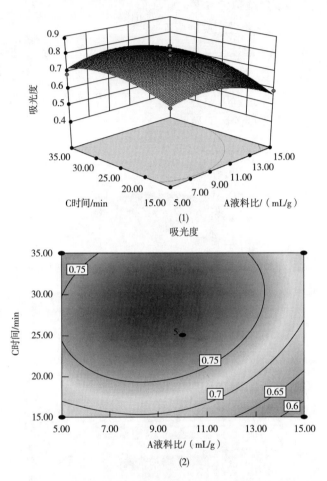

图 9-12　花色苷吸光度与超声时间和液料比之间的关系响应曲面及等高线图

（3）液料比和超声功率交互作用　如图 9-13 所示，液料比曲面陡，功率曲面平缓，说明液料比对吸光度影响显著；等高线偏向圆形，说明两因素交互作用不显著。

（4）超声温度和时间交互作用　如图 9-14 所示，时间曲面偏陡，温度曲面平缓，说明时间对吸光度影响显著；等高线趋近圆形，说明两因素交互作用较弱。

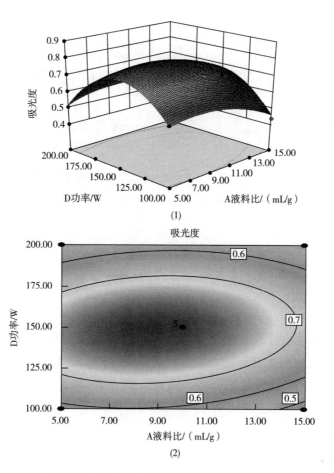

图 9-13　花色苷吸光度与超声功率和液料比之间的关系响应曲面及等高线图

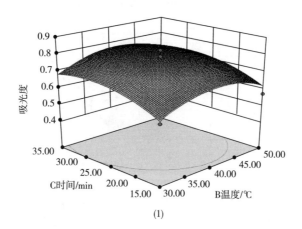

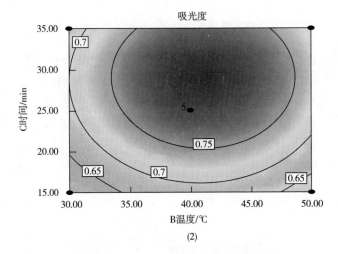

(2)

图9-14　花色苷吸光度与超声温度和时间之间的关系响应曲面及等高线图

（5）超声温度和功率交互作用　如图9-15所示，功率和温度曲面都平缓，说明两因素都吸光度影响都不显著；等高线趋向圆形，说明两因素交互作用影响不显著。

（6）超声时间和功率交互作用　如图9-16所示，功率曲面趋于平缓，时间曲面陡，说明时间对吸光度影响显著；等高线趋于圆形，说明两因素交互作用较弱。

4. 优化提取工艺参数的验证

将优化后的无梗五加果花色苷超声波提取工艺运用到实际中，由回归模型来预测反应的最佳条件。利用响应面试验设计分析，无梗五加果花色苷超声提取反应条件是液料比25∶1，超声温度46℃，超声时间31min，超声功率

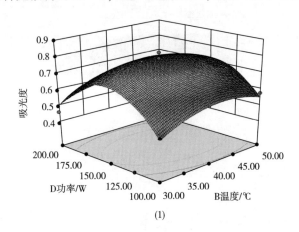

(1)

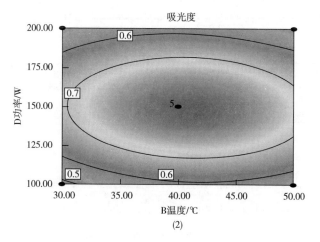

图 9-15　花色苷吸光度与超声温度和功率之间的关系响应曲面及等高线图

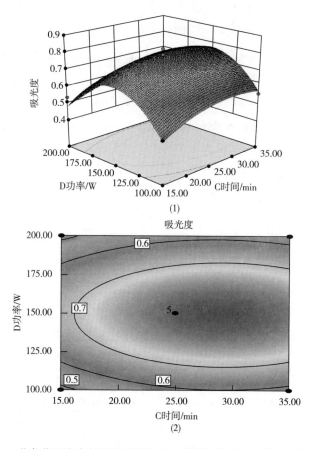

图 9-16　花色苷吸光度与超声时间和功率之间的关系响应曲面及等高线图

151W，吸光度值 0.796，以所得最佳反应条件进行试验，重复三次，测得吸光度值是 0.763，达到理论预测值 95.8%，符合要求。因此无梗五加果花色苷的适宜超声提取工艺参数为液料比 25∶1，超声温度 46℃，超声时间 31min，超声功率 151W，相应提取液吸光度值为 0.763。本研究结果对无梗五加果花色苷的进一步纯化及开发利用具有参考作用。

三、结论

超声波法提取无梗五加果花色苷的最佳工艺条件：液料比 15∶1（mL/g），超声温度 46℃，超声时间 31min，超声功率 151W，在此条件下测得吸光度值是 0.763。

试验采用了两种提取方法，即溶剂提取法和超声波提取法，所用的溶剂均为 pH3.0 的 50% 乙醇溶液，两种方法均是在单因素的基础上，利用 Box - Behnken 中心组合设计原理和响应面分析法，研究各自变量及其交互作用对花色苷提取效果的影响。从最佳提取条件上来看，浸提法提取时间需要 3h，而超声辅助提取法只需要 0.5h；在温度上，浸提需要 39℃，而超声辅助提取需要 46℃；在液料比上，两者分别为 14.5∶1（mL/g）与 15∶1（mL/g），差别不大。从提取结果来看，按照最佳提取条件进行试验，浸提法吸光度值可达到 0.784，超声波提取法吸光度值 0.763。但是在所需时间上，显然超声波法更有优势，更有助于工业化的生产。

浸提法是花色苷提取最常用的方法，花色苷的提取率受提取剂浓度、料液比、浸提温度和浸提时间影响。一般情况下，选择乙醇为提取剂，因为乙醇无毒无害易挥发。在原料一定的情况下，液料比越大，则越有利于花色苷的提取（赵慧芳等，2008），但是在后续的蒸发干燥中，需要消耗的能量的就越多，因此需要确定适当的液料比，对提高生产效率、节约成本是非常重要的。提取温度对花色苷的提取率也有一定的影响，提取温度不易过高，本文最佳浸提温度为 39℃，综合其他参考文献，浸提法提取花色苷最佳温度，根据花色苷种类不同，一般温度控制在 35~70℃（王秀菊等，2009）。超声波提取在提取时间上有明显的优势，所需时间短，一般情况下超声功率越大所需时间越短（尹永祺等，2013），但是超声功率也不能盲目增大，功率过大，花色苷组织结构被破坏（何雄等，2011）。因此根据原料不同，优化超声功率和时间，对提高生产效率有非常重要的意义。

第十章
无梗五加花色苷大孔树脂法纯化工艺及组成

第一节　概述

　　经溶剂萃取及各种辅助提取法提取的花色苷含有糖类、脂肪、果胶、淀粉、无机盐及金属离子等杂质,这些杂质影响花色苷的着色力和稳定性,将花色苷进行纯化,不仅可以改善它在食品生产中的性能,同时扩大了它的使用范围。柱层析法广泛用于花色苷的纯化,常用的柱层析材料有大孔树脂、硅胶、聚酰胺、葡聚糖凝胶等。大孔树脂纯化目前已经被研究应用到各种色素的纯化中,经大孔树脂纯化后的花色苷稳定性好,色价明显提高且回收率高。硅胶和葡聚糖凝胶则主要应用于花色苷单体化合物的分离。

　　花青素与一个或多个单糖或多糖以糖苷键的形式结合在一起形成花色苷。至今,已报道有 23 种花青素,它们结合不同的糖基形成了 500 多种不同种类的花色苷,在植物中最常见的花青素只有六种,分别是天竺葵色素 Pg、芍药色素 Pn、矢车菊色素 Cy、锦葵色素 Mv、牵牛花色素 Pt 和飞燕草色素 Dp(赵宇瑛等,2005)。花色苷结构鉴定中,传统的方法有紫外可见光谱法、纸层析法、薄层层析色谱法等,这些方法因其快速、廉价、操作简单等优点得到广泛应用,但是与目前先进的结构测定方法相比,这些传统方法存在灵敏度低或者针对性差等缺点。近年来,随着科技的发展,高效液相色谱、质谱、核磁共振技术以及联用技术已广泛地应用到花色苷的结构鉴定中。

第二节 无梗五加花色苷大孔树脂法纯化工艺

一、材料与方法

(一) 材料与试剂

无梗五加果, 辽宁省丹东农业科学院。

无水乙醇、甲醇, 天津市富宇精细化工有限公司; 盐酸、冰乙酸、柠檬酸、柠檬酸钠、正丁醇、浓硫酸、氯仿、磷酸氢二钾、磷酸二氢钾, 沈阳化学试剂厂; 三氯化铁、水杨酸、镁粉, 沈阳市试剂三厂; 苯胺、二苯胺、葡萄糖、木糖、果糖、半乳糖、甘露糖、醋酸铅、三氯化铝, 沈阳沈一精细化学药品有限公司; 乙酸乙酯、三氯化铁、抗坏血酸、邻苯三酚、铁氰化钾、硫化亚铁、硝基苯酚, 国药集团化学试剂有限公司。

D-101、HPD-100、HPD-600、HPD-700、AB-8、NKA-9、X-5, 沧州宝恩化工有限公司。

(二) 主要仪器

热鼓风干燥箱, 南京实验仪器厂; DFT-100 手提式高速中药粉碎机, 温岭市大德中药机械有限公司; TU-1810 紫外可见分光光度计, 北京谱析通用仪器有限公司; LG10-2.4A 高速离心机, 北京医用离心机厂; HZP-250 全温振荡培养箱, 上海精宏实验设备有限公司; HL-2 恒流泵, 上海青浦沪西仪器厂; 数控记滴自动部分收集器, 上海青浦沪西仪器厂; 电子分析天平, 北京赛多利斯仪器系统有限公司; DZF-6050 真空干燥箱, 上海精宏实验设备有限公司; 电热恒温水浴锅, 常州国华电器有限公司; KQ-250DB 数控超声波清洗器, 昆山市超声仪器有限公司; RE-52 型旋转蒸发仪, 上海博通经贸有限公司; SHZ-IIIB 型循环水真空泵, 上海华琦科学仪器有限公司; 玻璃层析缸, 上海青浦沪西仪器厂; pHS-25 型酸度计, 上海理达仪器厂。

(三) 试验方法

1. 提取液的制备

无梗五加果花色苷浸提液, 经真空旋转蒸发浓缩, 除去乙醇后, 调 pH3.0, 制成花色苷粗提液。

2. 无梗五加果花色苷粗提液吸收光谱的测定与工作曲线的制作

取一定量的粗提液，用 pH3.0 的水溶液稀释到一定的浓度。用紫外-可见分光光度计对其在 200~700nm 波长进行全谱扫描，确定无梗五加果花色苷的最大吸收波长。将提取后的花色苷浓缩干燥，然后准确称取花色苷粗体物，用 pH3.0 的水溶液定容，根据比尔定律制作花色苷的工作曲线。

3. 树脂的筛选

（1）树脂预处理　将 7 种不同型号的大孔树脂，分别放在烧杯中加入高于树脂层的无水乙醇浸泡 24h，使树脂充分溶胀，用蒸馏水洗净乙醇至无白色浑浊显现为止。

（2）树脂的筛选　准确称取 7 种预处理过的树脂各 0.5g，放入三角瓶中，加入 pH3.0 的花色苷粗提液 50mL，于最大波长处测定其吸光度 A_0。然后将其置于恒温振荡器上振荡，100r/min，25℃下振荡 8h，使树脂充分吸附后，过滤，测定滤液吸光度 A_1。将滤出的树脂加入到 50mL pH3.0 的 50% 乙醇中，置于振荡器上振荡，同样 25℃下振荡 8h，使树脂充分解吸，测定滤液吸光度 A_2。计算各树脂的吸附率与解析率。

4. X-5 型大孔树脂对无梗五加果花色苷的静态吸附与解吸实验

（1）花色苷在 X-5 型树脂上的吸附平衡时间的测定　将一定量的无梗五加果花色苷的粗提液用 pH3.0 的溶液稀释，测定溶液的吸光度 A_0，取 50mL 稀释后的花色苷溶液放入具塞三角瓶中，加入预处理的树脂 0.5g，置于振荡器上 25℃、100r/min 下振荡，每 30min 测定吸光度 A_1，以吸附率表示吸附程度，绘制静态吸附曲线。

（2）花色苷在 X-5 型树脂上的解吸平衡时间的测定　准确称取吸附花色苷的饱和树脂 0.5g，加入 50mL pH3.0 的 50% 乙醇溶液，置于振荡器上于 25℃、100r/min 下振荡，每 30min 取 0.5mL 稀释定容到 3mL，测定吸光度值，绘制静态解曲线。

5. X-5 型大孔树脂对无梗五加果花色苷的动态吸附实验

（1）花色苷浓度对吸附的影响　将花色苷粗提液用 pH3.0 的水溶液稀释至不同的浓度，各取 500mL 分别测定上样液的吸光度值 A_0，取 10g 预处理好的 X-5 型树脂，湿法装柱（37cm×2cm），待样品液全部流过树脂后，测定流出液的吸光度值 A_1，计算吸附率。

（2）pH 对吸附的影响　质量浓度为 2mg/mL 的不同 pH 的花色苷粗提液，

各取 500mL（A_0），取 10g 预处理好的 X-5 型大孔树脂，湿法装柱（37cm×2cm），待样品液全部流过树脂后，测定流出液的吸光度值 A_1，计算吸附率。

（3）吸附流速对吸附的影响　分别采用 0.5mL/min、1mL/min、1.5mL/min、2mL/min 的流速，使 500mL 质量浓度为 2mg/mL、pH1.0 的花色苷粗提液（A_0）通过树脂柱。测定流出液的吸光度 A_1，计算吸附率。

（4）上样液体积的确定　称取 10g 预处理后的树脂湿法装柱，记下柱体积。用质量浓度为 2.0mg/mL，pH1.0 的花色苷粗提液进行吸附，流出液用接收器接收，每 10mL 收集一次流份，测定其吸光度。当流出液的吸光度值达到上样液的吸光度值的 1/10，认为已经有花色苷类物质流，停止上样，确定泄露点及上样液体积。

6. X-5 型大孔树脂对无梗五加果花色苷的动态解吸实验

（1）pH 对解吸的影响　将 10g 预处理后的树脂湿法装柱，使质量浓度为 2mg/mL，pH3.0 的花色苷粗提液 420mL，以 1mL/min 的流速流经树脂柱。用不同 pH 的 50% 乙醇进行洗脱，洗脱流速控制为 1mL/min，测定洗脱液的吸光度值。

（2）洗脱液浓度对解吸的影响　将 10g 预处理后的树脂湿法装柱，使质量浓度为 2mg/mL，pH1.0 的花色苷粗提液 420mL 流经树脂柱，流速为 1mL/min。用不同浓度的 pH1.0 乙醇，以 1mL/min 的流速进行洗脱，测定洗脱液的吸光度值。

（3）解吸流速对解吸的影响　将 10g 预处理后的树脂湿法装柱，记下柱体积。使 420mL 质量浓度为 2.0mg/mL、pH1.0 的花色苷粗提液以 1mL/min 的流速流过树脂柱，以 pH 1.0、浓度为 70% 乙醇溶液分别以 0.5mL/min、1mL/min、1.5mL/min、2mL/min 的洗脱流速进行洗脱，测定不同洗脱流速下流出液的吸光度值。

（4）洗脱液体积的确定　将 10g 预处理后的树脂湿法装柱，使 420mL 质量浓度为 2.0mg/mL、pH1.0 的花色苷粗提液以 1mL/min 的流速流过树脂柱，以 pH1.0、浓度为 70% 乙醇洗脱，洗脱流速控制为 1mL/min，利用自动收集器每 10mL 收集一次，测定其吸光度并绘制解吸曲线。

7. 吸附率与解吸率的计算（戴富才等，2012）

$$吸附率 = \frac{A_0 - A_1}{A_0} \times 100\% \tag{10-1}$$

$$解吸率 = \frac{A_2}{A_0 - A_1} \times 100\% \tag{10-2}$$

式中　A_0——上样液吸光度；

　　　　A_1——吸附时流出液吸光度值；

　　　　A_2——解吸时流出液吸光度值。

8. 无梗五加果花色苷色价的测定（陈美红等，2007）

精确称取自制花色苷样品 0.1g，用 pH3.0 的柠檬酸-柠檬酸钠缓冲液定容至 1000mL，在最大波长处测定其吸光度值，按式（10-3）计算色价 E。

$$E = A \times \frac{r}{m} \tag{10-3}$$

式中　A——吸光度；

　　　　r——样品稀释倍数；

　　　　m——样品的质量，g。

二、结果与分析

（一）无梗五加果花色苷的吸收光谱曲线和工作曲线

1. 无梗五加果花色苷的吸收光谱曲线

如图 10-1 所示，无梗五加果花色苷在 pH3.0 的水溶液中，在 535nm 处有一处最大吸收峰，该吸收峰在花色苷特征峰 465～560nm。

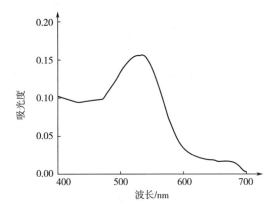

图 10-1　无梗五加果花色苷吸收光谱图

2. 无梗五加果花色苷的工作曲线

如图 10-2 所示，在 pH3.0 的水溶液中花色苷质量浓度与吸光度成很好的线性关系，曲线方程为 $A = 0.24674c + 0.01833$，$R^2 = 0.9986$［A 为吸光度，c 为花色苷质量浓度（mg/mL）］。

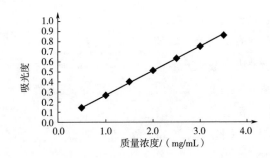

图 10-2 无梗五加果花色苷工作曲线

(二) 树脂的筛选

如表 10-1 所示,在相同条件下,不同类型的大孔树脂对花色苷的吸附和解吸程度不同,数据采用 SPSS17.0 软件进行处理,经单因素方差分析,结果以 ($x±s$) 表示。结果表明,吸附效果好的依次是 X-5、AB-8、HPD-700,解吸效果好的依次是 X-5、HPD-700、NKA-9,综合考虑选择 X-5 大孔树脂作为纯化无梗五加果花色苷的树脂。

表 10-1 不同大孔吸附树脂对无梗五加果花色苷吸附和解吸性能的比较

树脂型号	吸附率/%	解吸率/%
D-101	93.0±0.74[d]	86.5±0.30[d]
HPD-100	90.2±0.67[e]	81.0±0.21[e]
HPD-600	88.1±0.47[f]	78.7±0.15[f]
HPD-700	94.1±0.60[c]	93.7±0.11[b]
AB-8	95.4±0.47[b]	80.5±0.35[e]
NKA-9	76.5±0.25[g]	90.6±0.15[c]
X-5	96.4±0.55[a]	96.4±0.35[a]

注:标注字母不同时表示组间差异性显著,$P<0.05$。

(三) 对无梗五加果花色苷的静态吸附与解吸

1. 花色苷在 X-5 型大孔树脂上的吸附曲线

如图 10-3 所示,在吸附的初始阶段花色苷的吸光度急剧下降,说明初始阶段树脂对花色苷的吸附较快。2h 后吸光度开始缓慢下降,当吸附时间达到 5h 时,树脂对花色苷的吸附基本平衡,吸光度不再发生变化。

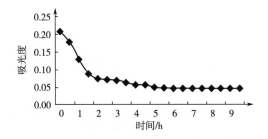

图 10-3　X-5 大孔树脂对花色苷吸附动力学曲线

2. 花色苷在 X-5 型大孔树脂上的解吸曲线

如图 10-4 所示，在解吸的初始阶段吸光度在逐渐增加，当解吸时间达到 2.5h 时，解吸基本完全，吸光度趋于稳定。

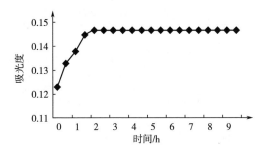

图 10-4　X-5 大孔树脂对花色苷解吸动力学

（四）X-5 型大孔树脂对无梗五加果花色苷的动态吸附

1. 花色苷浓度对吸附的影响

如图 10-5 所示，随着浓度的增加，吸附率下降。当上样液花色苷浓度为 1.0mg/mL 时，花色苷吸附率最大，达到 94%；当上样液花色苷质量浓度为 2.0mg/mL 时，吸附率为 90%，且当质量浓度大于 2.0mg/mL 时，吸附率明显下降。原因可能是随着花色苷浓度的增加，杂质的浓度也增加，从而影响了花色苷在树脂内部的扩散，使吸附率降低。综合考虑，选择质量浓度为 2.0mg/mL。

2. 上样液 pH 对吸附的影响

如图 10-6 所示，pH1.0 和 pH2.0 时吸附率较高，分别达到 92% 和 90%，pH3.0 时吸附率达到 86%，吸附率开始明显下降，因此选择吸附率高的 pH1.0 上样液。

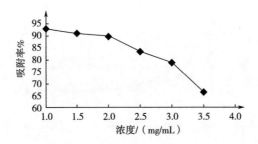

图 10-5　花色苷浓度对吸附的影响

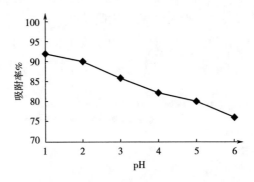

图 10-6　pH 对花色苷吸附的影响

3. 流速对吸附的影响

如图 10-7 所示，流速越慢，花色苷与树脂接触的越充分，吸附效果也就越好。因此当流速为 0.5mL/min 时吸附率最高，达到了 94%；当流速为 1.0mL/min 时，吸附率达到 92%；当流速大于 1.0mL/min 时，树脂的吸附率开始下降，考虑到流速为 0.5mL/min 时实验周期较长且流速为 0.5mL/min 和 1.0mL/min 时，吸附率差别不大，所以将上样液流速控制在 1.0mL/min。

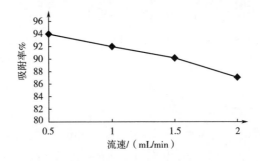

图 10-7　流速对吸附的影响

4. 上样液体积的确定

如图 10-8 所示，随着上样液体积的增加，流出液中花色苷含量增加，吸光度增大。当流出液吸光度达到上样液吸光度的 1/10 时，认为已经发生泄漏（李颖畅等，2009）。当上样液体积达到 420mL 时出现泄漏，即柱体积 42BV。

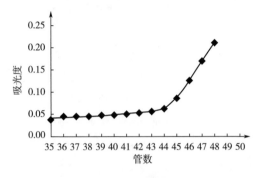

图 10-8 吸附泄漏曲线

（五）X-5 型大孔树脂对无梗五加果花色苷的动态解吸

1. 洗脱液 pH 对解吸的影响

如图 10-9 所示，pH 对花色苷的解吸影响较大，随着 pH 的升高花色苷的解吸量降低，pH1.0 时解吸效果最好，吸光度达到 0.268，而 pH2.0 和 pH3.0 时吸光度分别为 0.176 和 0.174，差别不明显，且 pH3.0 后解吸率下降明显，因此选择 pH1.0 洗脱液。

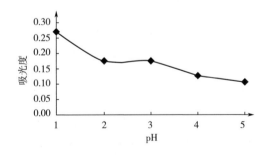

图 10-9 pH 对花色苷解吸的影响

2. 洗脱液浓度对解吸的影响

如图 10-10 所示，随着洗脱液浓度的增加，流出液中花色苷的含量增加，吸光度上升，当乙醇浓度在 30%~50% 时吸光度迅速上升，当浓度达到 70%

时，花色苷的吸光度达到最大。但是当乙醇浓度超过 70%时，溶液的吸光度减小。乙醇体积分数过高或过低，解吸效果都会下降。溶液的吸光度越高，说明解吸效果越好，因此选择 pH 为 1.0 的 70%乙醇作为洗脱剂。

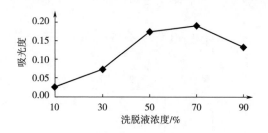

图 10-10　乙醇浓度对解吸的影响

3. 流速对解吸的影响

如图 10-11 所示，随着流速的增加，流出液吸光度下降，说明树脂对花色苷的解吸性能下降，可能是流速过快，花色苷不能与洗脱剂充分作用。低流速会导致实验周期延长，所以将上样液流速控制在 1.0mL/min。

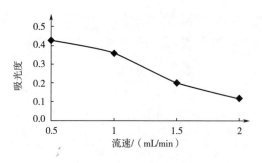

图 10-11　流速对解吸的影响

4. 洗脱液体积的确定

如图 10-12 所示，采用 pH1.0，浓度为 70%的乙醇能够较好地解吸被树脂吸附的花色苷，洗脱峰比较集中。当洗脱液用去 50mL，即柱体积 5BV 时，基本上可以将花色苷完全洗脱下来。

（六）纯化前后无梗五加果花色苷色价的比较

如表 10-2 所示，纯化后的色价是纯化前的 17 倍，且纯化后的花色苷由原来的黏稠状膏体变成了粉末状，更利于接下来的研究使用。

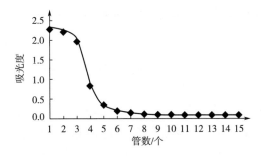

图 10-12　解吸曲线

表 10-2　　　　　　　　　　纯化前后花色苷色价的比较

产品	色价 E	状态
未纯化	2.1	紫红色膏状物
纯化	35.2	紫红色粉末

三、结论

大孔树脂纯化无梗五加果最佳工艺条件：X-5 型大孔树脂是分离纯化无梗五加果花色苷较为理想的树脂类型。其吸附平衡时间为 5h，解吸平衡时间为 2.5h；动态吸附最适浓度为 2mL/min，上样液 pH1.0，最大上样量 42BV，上样流速 1.0mL/min；动态解吸最适解吸液为 pH1.0 的 70% 乙醇，洗脱体积 5BV，解吸流速为 1.0mL/min。经纯化后的花色苷产品为紫红色粉末，色价为 35.2，是未纯化的 17 倍。

第三节　无梗五加花色苷组成

一、材料与方法

（一）材料与试剂

X-5 大孔树脂纯化后的无梗五加果花色苷溶液。

无水乙醇、甲醇，天津市富宇精细化工有限公司；盐酸、冰乙酸、正丁醇、磷酸、氯仿、丙酮、浓硫酸，沈阳化学试剂厂；三氯化铁、镁粉，沈阳市试剂三厂；苯胺、二苯胺、葡萄糖、木糖、果糖、半乳糖、甘露糖、醋酸铅、三氯化铝，沈阳沈一精细化学药品有限公司；乙酸乙酯，国药集团化学试剂有限公司。

（二）主要仪器

TU-1810 紫外可见分光光度计，北京谱析通用仪器有限公司；电子分析天平，北京赛多利斯仪器系统有限公司；DZF-6050 真空干燥箱，上海精宏实验设备有限公司；电热恒温水浴锅，常州国华电器有限公司；RE-52 型旋转蒸发仪，上海博通经贸有限公司；SHZ-IIIB 型循环水真空泵，上海华琦科学仪器有限公司；玻璃层析缸，上海青浦沪西仪器厂。

（三）试验方法

1. 无梗五加果花色苷的制备

将大孔树脂纯化后的花色苷浓缩至乙醇完全除去，用等体积的乙酸乙酯萃取，萃取至上层无色，取水层浓缩，真空干燥成粉末。

2. 显色反应（李颖畅，2008）

将纯化后的花色苷粉末分别进行盐酸-镁粉反应、三氯化铁显色反应及莫立许反应，初步判断化合物的成分。

3. 无梗五加果花色苷糖组成的测定（张惟杰，1999）

将大孔树脂纯化后的花色苷浓缩至乙醇完全除去，用等体积的乙酸乙酯萃取，进一步纯化，萃取至上层无色，取水层浓缩，真空干燥成粉末。将纯化后的花色苷粉末取少量溶于 3mol/L 的 HCl 中，在 100℃条件水浴加热 3h，使其完全水解，得到紫红色溶液，加入等体积的正丁醇萃取至水层无色，将水层浓缩，得到糖的浓缩液，用薄层层析鉴定糖的组成。

配制木糖、葡萄糖、半乳糖、甘露糖、果糖标准溶液，质量浓度为 lmg/mL，用 0.1%的盐酸-甲醇配制一定浓度的花色苷溶液，在活化薄层板下端 1.5cm，用毛细管点样，点间距 1.5~2cm。将点好样品的薄层层析板置于盛有展开剂的层析缸中，密封式展开，当展开剂距薄层上端 1~1.5cm 时取出，展开剂为氯仿：冰乙酸：水 = 30：35：5。将展开过的薄层层析板以吹风机吹干，将苯胺-二苯胺-磷酸-丙酮显色剂（配制方法：1g 二苯胺溶于 1mL 苯胺中，并加入 5mL 85%磷酸，50mL 丙酮混合均匀）均匀喷洒在薄层层析板上，然后放入 100℃烘箱烘烤 10min 后即可显色，显色后，将样品中各斑点比移值 R_f 与标准品比移值 R_f 比较，确定样品中有哪几种糖。

4. 紫外-可见光谱分析（孙晓侠，2006）

将大孔树脂纯化后的花色苷浓缩至一定体积，用等体积的乙酸乙酯萃取，进一步纯化，萃取至上层无色，取水层浓缩，真空干燥成粉末。称取一定量的花色苷粉末，用 0.1%盐酸甲醇溶解，质量浓度为 1mg/mL，在紫外光谱仪上全谱扫描，波长是 200~700nm，得到无梗五加果花色苷紫外-可见光谱图，然后进行以下分析。

①确定紫外及可见光区的最大吸收波长（λ_{uv-max}）及（$\lambda_{vis-max}$）。

②花色苷在 300~350nm 有无吸收峰。

③花色苷在 440nm 下的吸光值与最大吸收波长（$\lambda_{vis-max}$）的比值。

④在花色苷溶液中加入几滴浓度为 5%的 $AlCl_3$-甲醇溶液，观察图谱的变化。

5. 液质联用法鉴定无梗五加果花色苷

（1）花色苷的进一步纯化　将大孔树脂纯化后的花色苷浓缩至一定体积，用等体积的乙酸乙酯萃取，进一步纯化，萃取至上层无色，取水层浓缩，真空干燥成粉末。称取 10mg 溶于 10mL 甲醇中，用毛细管吸取适量溶液于聚酰胺薄膜上进行层析。以微乳溶液为展开剂，1%AlCl3 为显色剂，观察结果。

微乳液展开剂的配制：十二烷基硫酸钠（SDS）、正庚烷、正丁醇和水以 11.7∶2.7∶15.6∶70 的质量比混合，混合完全后静置 24h 备用。向其中加入体积比为 6%的甲酸防止层析拖尾。

根据薄层色谱分析结果，提高供试液浓度和点样量，利用制备型薄层色谱板进行分离纯化，将分离出的斑点用小刀刮下大量制备，利用超声波提取器洗脱后利用旋转蒸发仪浓缩，并利用真空干燥箱烘干成粉末备用，用于进一步液质联用的结构鉴定。

（2）液相分析条件　色谱柱为 Agilent TC-C_{18}，利用二元梯度洗脱，流动相分别为：A 含有 0.4%甲酸和水，B 为乙腈。程序设定为 0min，90%流动相 A，10%流动相 B；0~35min，流动相 B 从 10%提高到 13%；35~65min，流动相 B 从 13%提高到 20%；65~75min，流动相 B 从 20%提高到 100%。流速为 1mL/min，柱温 25℃，检测波长为 520nm，进样量为 10μL。

（3）质谱分析条件　离子源为 API-ESI，采用正、负离子两种检测模式，四级杆温度为 100℃，碎裂电压 175V，毛细管电压 4kV，雾化压力为 0.241MPa，干燥气温度 350℃，干燥气流量 10L，碰撞能量 20V，m/z 扫描在 100~1700。

二、结果与分析

(一) 显色反应试验结果分析

1. 盐酸–镁粉反应

取少许纯化后的花色苷样品粉末，用50%乙醇将其溶解，然后向其中加入少许镁粉，再加入几滴盐酸，溶液颜色加深，并产生泡沫；只加入盐酸而不加入镁粉，没有泡沫产生，说明该物质属于黄酮类化合物。

2. 三氯化铁显色反应

取少量花色苷样品粉末溶解在体积分数为50%甲醇中，滴加1% $FeCl_3$ 溶液数滴（$FeCl_3$溶液现用现配），震荡均匀，如果溶液变成深褐色，说明样品具有酚羟基的特性。

向质量浓度为1mg/mL花色苷样品溶液加入少量中性醋酸铅，立即产生白色沉淀，并且沉淀随着铅离子的浓度增加而逐渐增多，由此说明样品中有酚基。由于酚基是黄酮类化合物的特征结构之一，因此判断样品属于黄酮类色素。

3. 莫立许反应

取少量的花色苷样品粉末溶解在体积分数为50%甲醇中，然后向其中加少许莫立许试剂（α-萘酚的乙醇溶液），振荡均匀后，向其中缓慢加入浓硫酸，静止一段时间观察溶液变化。在花色苷溶液和硫酸分层处有紫色环产生，并且硫酸层为绿色，花色苷层为红色，说明样品中含有糖基，并且可能为己糖或戊糖。

(二) 花色苷糖组成的测定

如图10-13所示，从左到右依次是样品、木糖、葡萄糖、果糖、半乳糖、甘露糖。通过样品和其他单糖的样品对比，判断无梗五加果花色苷可能存在葡萄糖、木糖、果糖、半乳糖。

(三) 紫外可见光谱分析

1. 无梗五加果花色苷在甲醇溶液中的吸收光谱

如图10-14所示，无梗五加果色素样品在甲醇溶液中的吸收峰分别在280nm、和535nm处，说明无梗五加果中色素属于花色苷类色素，在300～350nm没有吸收峰，说明花色苷中存在无酰化的花色苷。

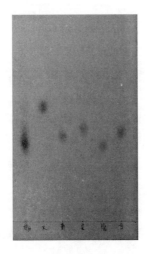

图 10-13　无梗五加果花色苷水解糖组成的色谱图

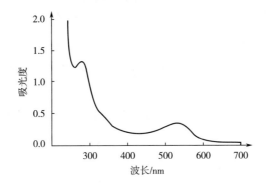

图 10-14　无梗五加果花色苷在甲醇溶液中的吸收光谱图

2. Francis 法则分析

根据 Francis（樊金玲等，2007）的结论，计算 A_{440nm}/A_{max} 的结果，见表 10-3，A_{440nm}/A_{max} 为 42 > 20，可以判定无梗五加果花色苷为苯环 3 位糖苷的花色苷衍生物。

表 10-3　　　　　　　　　　Francis 法则分析

项目	数据
A_{Max}	0.262
A_{440nm}	0.110
A_{440nm}/A_{max}	42

3. 添加 AlCl₃ 前后无梗五加果花色苷的紫外可见吸收光谱图变化

向甲醇溶液中加入 5% 的 AlCl₃-甲醇溶液，观察图谱变化，如图 10-15 所示。

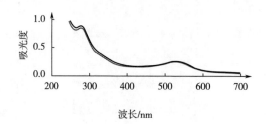

图 10-15　无梗五加果花色苷在甲醇溶液、甲醇溶液加氯化铝中的吸收光谱图

加入 AlCl₃ 溶液后，光区的最大吸收波长均未发生移动，则说明 B 环上无邻位羟基，可能存在天竺葵色素、芍药色素和锦葵色素。

（四）液质分析

利用薄层分析方法将水层萃取后物质进行进一步分离纯化，微乳溶液为展开剂。薄层色谱图显示，当比移值为 6.50cm 左右时出现淡粉色斑点，说明其中主要含有花色苷成分。以此薄层分析条件将供试液提高浓度和点样量，利用载样量更大的制备型薄层板进行薄层层析分离，用小刀刮下同一高度下的斑点，收集后利用超声波震动提取，旋转蒸发仪浓缩提纯，真空干燥箱烘干成粉末。将干燥后的粉末溶解后根据液质联用条件进行分离和结构鉴定。

液相图显示在保留时间为 15.28min 时得到一花色苷组分，得到荷质比分别为 160.7、162.4、163、164.6、332.4、337.9、339.1、373.7、374.2、465.7 的离子碎片，各离子碎片对应丰度分别为 1626.6、582.3、1167.9、1003、378.8、2163.7、455.3、930.6、1654.8、465.2。其离子碎片中荷质比最大值 m/z 为 465.7，其中所含离子碎片为 m/z 为 332.4，根据郑杰等（2011）花色苷化学研究进展中所示特征离子碎片荷质比所示该物质与已知花色苷锦葵色素-3-O-阿拉伯糖苷（Mv-3-O-arabinoside）的特征离子碎片荷质比相似。其中准分子离子 $m/z=463$，子离子碎片 $m/z=331$，由于实验仪器不同可能数据相对有一些误差。其中 $m/z=332.4$ 与 $m/z=331$ 锦葵色素花色苷的离子碎片相似，465.7-332.4=133.3（3-O-阿拉伯糖苷），所以据此推断为可能含有锦葵色素-3-O-阿拉伯糖苷。

三、结论

无梗五加果中色素属于花色苷类色素；苯环 3 位糖苷，无酰化的花色苷；可能含有天竺葵色素、芍药色素和锦葵色素；可能含有葡萄糖、木糖、果糖、半乳糖。利用液质联用法通过与特征离子碎片荷质比比对，初步鉴定可能含有锦葵色素-3-O-阿拉伯糖苷。

第十一章
无梗五加花色苷生物活性及稳定性

第一节 概述

国内外开展对花色苷的生理功能的研究较早。20 世纪 90 年代花色苷的抗氧化活性被发现，许多研究者的研究表明花色苷具有良好的抗氧化活性。研究者们一般从体内和体外两个方面评价花色苷的抗氧化活性，体外试验从测定其还原力、评价其清除自由基能力、生物抗氧化能力、抑制脂质体过氧化能力等几个体系来判定（Garzón G A et al.，2009）；体内试验则通过动物试验来测定。酚羟基的主要作用是在植物组织中保护其易被氧化的成分，因此花色苷的抗氧化活性是由于其富含大量的活性酚羟基所决定的（刘敬华等，2013）。Yang Z D 等（2010）从紫玉米中分离得到了芍药色素-3-葡萄糖苷、矢车菊素-3-葡萄糖苷、天竺葵色素-3-葡萄糖苷，并用 DPPH、TEAC 等法证实了紫玉米花色苷的抗氧化能力与其浓度之间存在显著的相关性。

此外，研究发现花色苷还有助于降血糖、抗癌、降血脂、抗炎。例如，Renata A 等（2012）通过研究发现花色苷通过提高胰岛素的耐受性来起到降血糖的作用。Dai J 等（2009）证实了黑莓花色苷通过与酚类物质的协同作用产生抗肿瘤物质，从而起到抗癌作用。Hwang Y P 等人（2011）试验发现紫甘薯花色苷通过降低高脂模型小鼠肝脏中甘油三酯的堆积来抑制小鼠体重增加，证明其具有良好的降血脂效果。Xia M 等（2009）发现矢车菊色素-3-O-β-葡萄糖苷和芍药色素-3-O-β-葡萄糖苷具有抗炎作用。

第二节 无梗五加花色苷抗氧化及降血糖活性

一、材料与方法

(一) 材料与试剂

无梗五加果,辽宁省丹东农业科学院。

无水乙醇、甲醇,天津市富宇精细化工有限公司;盐酸、磷酸氢二钾、磷酸二氢钾,沈阳化学试剂厂;三氯化铁、水杨酸、沈阳市试剂三厂;乙酸乙酯、三氯乙酸、抗坏血酸、邻苯三酚、铁氰化钾、硫化亚铁、硝基苯酚,国药集团化学试剂有限公司;DPPH、PNPG、阿卡波糖、α-葡萄糖苷酶,北京鼎国昌盛生物技术有限责任公司;X-5,沧州宝恩化工有限公司。

(二) 主要仪器

同第十章第二节。

(三) 试验方法

1. 无梗五加果花色苷还原能力的测定

采用普鲁士蓝法(吕春茂等,2010)。准确称取100mg树脂纯化后的花色苷粉末,用50%乙醇将其溶解并定容至100mL容量瓶中,再将花色苷稀释成不同浓度。将1mL不同浓度的花色苷、2.5mL 0.2mol/L磷酸盐缓冲液(pH6.6)、2.5mL 1%铁氰化钾溶液混匀后置于50℃恒温水浴锅中加热5min后快速冷却,再加入2.5mL 10%三氯乙酸,离心10min,取上清液2.5mL,与2.5mL蒸馏水、0.5mL 0.1% $FeCl_3$溶液混合静置后,在700nm处测定吸光度A。对照组维生素C操作相同。

2. 无梗五加果花色苷清除羟基自由基活性的测定

主要参照Fenton反应原理及陈乃东(2007)等方法进行,有改动。在10支试管中分别加入浓度均为60mmol/L $FeSO_4$溶液、水杨酸-乙醇溶液各2mL,依次加入0.1mg/L的花色苷溶液0mL、0.2mL、0.4mL、0.6mL、0.8mL、1.0mL、1.2mL、1.4mL、1.6mL、1.8mL,加蒸馏水定容至20mL,再分别加入6mmol/L H_2O_2溶液2mL,反应10min后以蒸馏水做空白,在520nm处测定吸光度,根据式(11-1)计算清除率。维生素C对照组操作相同。

$$清除率/\% = \frac{A_0 - (A_1 - A_2)}{A_0} \times 100 \tag{11-1}$$

式中　A_0——加入 H_2O_2 而不加入花色苷样品时的吸光度；

　　　A_1——加入 H_2O_2 和花色苷样品时的吸光度；

　　　A_2——加入花色苷样品而不加 H_2O_2 时的吸光度。

3. 无梗五加果花色苷清除超氧阴离子自由基活性的测定

采用邻苯三酚氧化速率的方法测定，并参考陈留勇（2004）等的方法，有改进。邻苯三酚自氧化速率的测定：将 4.5mL pH8.2、50mmol/L Tris-HCl 缓冲液和 4.2mL 蒸馏水混合均匀，放入 25℃ 水浴锅中保温 20min，取出后立即加入 0.3mL 浓度为 3mmol/L 邻苯三酚（用 10mmol/L HCl 配制），迅速摇匀后倒入比色杯中，在 325nm 下每隔 30s 测定一次吸光度，计算线性范围内吸光度的变化量 ΔA_0。

样品活性测定：取不同浓度的花色苷溶液与缓冲液混合，蒸馏水相应减少。然后按照邻苯三酚自氧化速率的测定的方法继续操作，根据式（11-2）计算抑制率。对照组维生素 C 操作相同。

$$抑制率/\% = \frac{\Delta A_0 - \Delta A}{\Delta A_0} \times 100 \qquad (11-2)$$

4. 无梗五加果花色苷清除 DPPH 自由基的测定

采用 DPPH 法并参照周玮婧（2009）等方法，有改动。取不同浓度的花色苷样品溶液 4mL，向其中加入 4mL 浓度为 $2 \times 10^4 mol/L$ 的 DPPH 溶液（用无水乙醇配制），混匀后放入 28℃ 恒温水浴锅中避光反应 30min，在 517nm 处测定吸光度，根据公式计算清除率。

$$清除率/\% = 1 - \frac{A_1 - A_2}{A_0} \times 100 \qquad (11-3)$$

式中　A_1——花色苷样品溶液与 DPPH 反应所测得的吸光度；

　　　A_2——以无水乙醇代替 DPPH 与花色苷样品反应所测得的吸光度；

　　　A_0——以无水乙醇代替花色苷样品与 DPPH 反应所测得的吸光度。

5. 无梗五加果花色苷对 α-葡萄糖苷酶抑制活性的测定（张素军等，2006）

（1）样品溶液的配制　准确称取 100mg 干燥后的花色苷粉末用 pH6.8 磷酸缓冲液定容至 100mL 容量瓶中，再用缓冲液分别稀释成 20μg/mL、40μg/mL、60μg/mL、80μg/mL、100μg/mL、120μg/mL、140μg/mL、160μg/mL、180μg/mL、200μg/mL。阳性对照组阿卡波糖也定容至 100mL 容量瓶中，并稀释成同样的浓度。

（2）PNP 标准曲线的制作　用 pH6.8 的 0.1mol/L 磷酸盐缓冲液配置浓度为 150μmol/L PNP 溶液，再利用缓冲液将其稀释成 100μmol/L、75μmol/L、

50μmol/L、30μmol/L、15μmol/L、5μmol/L。将 1mL 不同浓度的 PNP 溶液与 2mL 1mol/L Na$_2$CO$_3$溶液，混合均匀，在 400nm 下测定吸光度 A，绘制标准曲线。

（3）酶标准活性的测定　取 pH6.8 磷酸盐缓冲液 0.1mol/L 0.5mL，加入 0.4mL 5mmol/L PNPG 溶液，0.1mL α-葡萄糖苷酶溶液，混合均匀后放入 37℃ 恒温水浴锅中温热 20min，然后加入 2mL 1mol/L Na$_2$CO$_3$终止反应，混匀，在 400nm 下以不加酶溶液作为空白组（缓冲溶液体积相应增加），测定吸光度 A。

（4）α-葡萄糖苷酶抑制活性的测定　除反应体系中分别加入 20μg/mL、40μg/mL、60μg/mL、80μg/mL、100μg/mL、120μg/mL、140μg/mL、160μg/mL、180μg/mL、200μg/mL 的无梗五加果花色苷溶液 0.1mL 外（缓冲溶液体积相应减少），其他按照（2）PNP 标准曲线的制作进行，在 400nm 下测定吸光度 A，对照组阿卡波糖操作一致。

（5）酶活性抑制率的计算　1 个 α-葡萄糖苷酶活力单位（U）定义为：pH6.8，37℃时 1min 释放的 1μmol/L PNP 的酶量。则酶活性抑制率为：

$$酶活性抑制率/\% = \frac{[酶标准活性(U)-抑制剂下酶活性(U)]}{酶标准活性(U)} \times 100\% \quad (11-4)$$

二、结果与分析

（一）无梗五加果花色苷抗氧化活性的测定

1. 无梗五加果花色苷还原力的测定

如图 11-1 所示，在一定范围内无梗五加果花色苷还原能力随其浓度的增加而增强，不同浓度之间的花色苷还原力相差明显，但其还原力在同浓度下低于维生素 C。

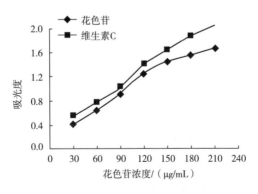

图 11-1　无梗五加果花色苷的还原力

2. 无梗五加果花色苷对羟基自由基的清除活性

如图 11-2 所示，随着无梗五加果花色苷浓度的增大，对羟基自由基的清除率增强，花色苷对羟基自由基的清除率在 20~180μg/mL 线性关系较好，回归方程 $y = 0.2463x + 9.2857$，$R^2 = 0.9978$，半抑制剂量 $IC_{50} = 165.3μg/mL$。对照维生素 C 的半抑制剂量 $IC_{50} = 172.23μg/mL$，无梗五加果花色苷对羟基自由基的清除活性与维生素 C 相近且略高于维生素 C，表明无梗五加果花色苷对羟基自由基具有清除活性。

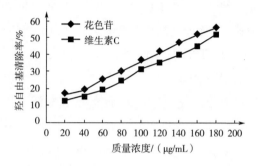

图 11-2　无梗五加果花色苷和维生素 C 对羟基自由基的清除作用

3. 无梗五加果花色苷对超氧阴离子自由基的清除活性

如图 11-3 所示，无梗五加果花色苷抑制超氧阴离子自由基的能力随着质量浓度的增大而增加，在 60~140μg/mL 线性关系较好，回归方程 $y = 0.495x + 7.9$，$R^2 = 0.9928$，质量浓度高于 140μg/mL 其活性随质量浓度小幅增加，其半抑制剂量 $IC_{50} = 85.0μg/mL$。对照维生素 C 的半抑制剂量 $IC_{50} = 123.3μg/mL$，前者是后者的 1.45 倍。表明无梗五加果花色苷对超氧阴离子自由基的清除活性大于维生素 C，因此无梗五加果花色苷具有较强的超氧阴离子自由基清除活性。

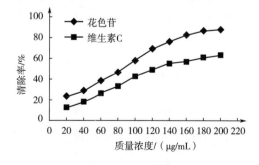

图 11-3　无梗五加果花色苷对超氧阴离子自由基的清除作用

4. 无梗五加果花色苷对 DPPH 的清除活性

如图 11-4 所示，无梗五加果花色苷对 DPPH 自由清除率随着溶液质量浓度的增加而提高，在 30 ~ 80μg/mL 线性关系较好，回归方程 $y = 0.5371 + 12.79$，$R^2 = 0.9952$。质量浓度大于 80μg/mL 虽然自由基清除率仍在上升，但线性关系较差。无梗五加果花色苷清除 DPPH 自由基的 $IC_{50} = 69.28μg/mL$，对照维生素 C 的 $IC_{50} = 77.41μg/mL$。无梗五加果花色苷对 DPPH 自由基的清除率略高于维生素 C，说明无梗五加果花色苷对 DPPH 自由基有明显的清除作用。

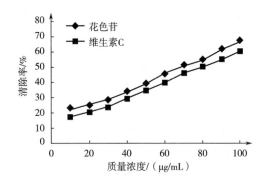

图 11-4　无梗五加果花色苷对 DPPH 的清除作用

（二）无梗五加果花色苷对 α-葡萄糖苷酶活性的体外抑制

1. PNP 标准曲线

如图 11-5 所示，得出 PNP 标准曲线 $y = 0.0059x - 0.0385$，$R^2 = 0.9987$。其中 x 为 PNP 质量浓度，y 为吸光度。

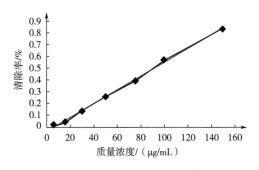

图 11-5　PNP 标准曲线

2. 无梗五加果花色苷和阿卡波糖对 α-葡萄糖苷酶抑制活性的测定

如图 11-6 可知，无梗五加果花色苷对 α-葡萄糖苷酶抑制活性随着花色苷质量浓度的增加而提高，在 $80 \sim 180\mu g/mL$，线性关系良好，$y = 0.3586 - 3.781$，$R^2 = 0.9969$。质量浓度大于 $180\mu g/mL$，虽然抑制率仍在上升，但是线性关系较差。无梗五加果花色苷抑制 α-葡萄糖苷酶 IC_{50} 为 $150\mu g/mL$，对照组阿卡波糖的 IC_{50} 为 $55\mu g/mL$，是花色苷的 2.7 倍。虽然花色苷的抑制率不如阿卡波糖，但是随着浓度的增加，花色苷和阿卡波糖对 α-葡萄糖苷酶的抑制率差距在不断减小，说明无梗五加果花色苷具有较好的对 α-葡萄糖苷酶活性的抑制能力。

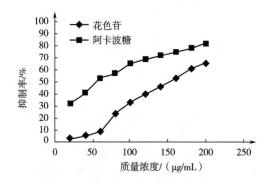

图 11-6　无梗五加果花色苷对 α-葡萄糖苷酶的抑制作用

三、结论

无梗五加果花色苷的还原力较强，对清除羟基自由基、超氧阴离子和 DPPH 自由基 IC_{50} 分别为 $165.3\mu g/mL$、$85.0\mu g/mL$ 和 $69.28\mu g/mL$，对照组维生素 C 的 IC_{50} 分别是 $172.23\mu g/mL$、$123.3\mu g/mL$ 和 $77.41\mu g/mL$，无梗五加果花色苷对羟基自由基、超氧阴离子和 DPPH 自由基的清除能力均强于维生素 C，为无梗五加果功能性食品的开发利用提供了理论依据。

目前体外测定降血糖活性方法众多且原理各不相同，本文采用分析无梗五加果花色苷体外抑制 α-葡萄糖苷酶的活性来初步测定其降血糖活性，根据酶活力单位定义，计算酶活性抑制率来衡量其降血糖活性。结果表明，无梗五加果花色苷抑制 α-葡萄糖苷酶 IC_{50} 为 $150\mu g/mL$，随浓度增加，其对 α-葡萄糖苷酶的抑制活性迅速增加，表明其具有良好的抑制 α-葡萄糖苷酶活性的作用，为进一步研究其降血糖活性奠定了基础。

第三节　无梗五加花色苷稳定性研究

一、材料与方法

（一）材料与试剂

无梗五加干果，辽宁省丹东市农科院。

无水乙醇、甲醇、无水乙醚、乙酸乙酯、盐酸、氢氧化钠、苯甲酸钠、过氧化氢、蔗糖、亚硫酸钠、氯化钾、氢化钙、氯化镁、氯化铜、氯化钠和硫酸锌等均为分析纯试剂。

（二）主要设备

UV-4802H 紫外可见分光光度计，尤尼卡（上海）仪器有限公司；电子天平，沈阳龙腾电子称量仪器有限公司；RE-52 型旋转蒸发仪，上海博通；SHZ-D 循环水式真空泵，巩义市英峪予华仪器厂；DZF-6050 型真空干燥箱，上海精宏实验设备有限公司；水浴锅，国华电器有限公司。

（三）试验方法

无梗五加果色素稳定性的研究：取一定量色素提取液，真空干燥后以一定量水溶解、过滤，制得色素水溶液。将色素水溶液于 400～800nm 波长下扫描，测定最大吸收波长。考察不同 pH、温度、光、还原剂、氧化剂、防腐剂和不同金属离子对色素稳定性的影响。

二、结果与分析

1. 色素水溶液的最大吸收波长

将所得色素提取液经减压浓缩、真空干燥后，以适量水溶解、过滤，制得色素水溶液。将色素水溶液于 400～800nm 波长处扫描，测定其最大吸收波长 λmax 为 520nm。

2. 色素的酸碱稳定性

用 pH 为 1、3、5、7、9、11、13 的不同缓冲液做稀释液，配制相同浓度的色素溶液，观察颜色变化。结果见表 11-1 所示。无梗五加果色素在 pH1、pH3、pH5 时为红色，色泽鲜艳明亮，在 pH7、pH9、pH11、pH13 时颜色改变，说明该色素宜在酸性条件下使用。

表 11-1　　　　　　　　pH 对色素稳定性的影响

pH	1	3	5	7	9	11	13
颜色	红	红	红	灰绿	灰绿	墨绿	深墨绿

3. 色素的热稳定性

取色素水溶液，分别于不同温度下恒温 2h，每隔 1h 取样一次，冷却至室温后，测其吸光度。结果见表 11-2。随温度升高，加热时间延长，无梗五加果色素吸光度变化不大。且经肉眼观察，其颜色无变化。说明该色素具有较好的耐热性。

表 11-2　　　　　　　　温度对色素稳定性的影响

时间/h	吸光度 (A_{520})			
	20℃	40℃	60℃	80℃
0	0.559	0.559	0.559	0.559
1	0.520	0.523	0.510	0.510
2	0.488	0.486	0.474	0.469

4. 色素的光稳定性

表 11-3 吸光度测定值表明，随光照时间延长，色素水溶液吸光度有所下降，下降程度与自然光光照强度有关。且室外自然光对色素溶液吸光度值的影响大于室内自然光。但总体来说，下降幅度不大，且肉眼观察，并无颜色明显变化。说明该色素具有一定的耐光性。

表 11-3　　　　　　　　光对色素稳定性的影响

时间/h		0	1	2	3	4	5	6	7	8
A_{520}	室内	0.559	0.588	0.585	0.584	0.514	0.512	0.510	0.509	0.507
	室外	0.559	0.587	0.575	0.554	0.505	0.504	0.503	0.502	0.502

5. 氧化剂对色素稳定性的影响

以 H_2O_2 作为氧化剂，配制不同浓度的 H_2O_2 色素水溶液，定时取样，测定其吸光度。如表 11-4 所示，无梗五加果色素在低浓度 H_2O_2（0.1%以下）吸光度值降低幅度不大，说明该色素对低浓度 H_2O_2 有一定的耐受性。但随着 H_2O_2

浓度的提高，色素吸光度明显下降，颜色开始消退，说明使用时应尽量避免与高浓度 H_2O_2 接触。

表 11-4 　　　　　　　　　　氧化剂对色素稳定性的影响

H_2O_2/%	0	0.05	0.1	0.2	0.4	0.8
A_{520}（放置 1h）	0.427	0.329	0.277	0.234	0.204	0.116
A_{520}（放置 2h）	0.427	0.315	0.209	0.186	0.170	0.090

6. 还原剂对色素稳定性的影响

以 Na_2SO_3 作为还原剂，配制不同浓度的 Na_2SO_3 色素水溶液，定时取样，测定其吸光度。如表 11-5 所示，随 Na_2SO_3 浓度的提高及作用时间的延长，色素吸光度值急剧下降，色泽消退，说明该色素耐还原性较差。使用中应避免与还原物质接触。

表 11-5 　　　　　　　　　　还原剂对色素稳定性的影响

Na_2SO_3/%	0	0.05	0.1	0.2	0.4
A_{520}（放置 1h）	0.427	0.222	0.199	0.184	0.143
A_{520}（放置 2h）	0.427	0.208	0.168	0.148	0.127

7. 苯甲酸钠对色素稳定性的影响

配制不同浓度的苯甲酸钠色素水溶液，定时取样，测定其吸光度。如表 11-6 所示，随苯甲酸钠浓度提高及作用时间的延长，色素吸光度下降幅度较大，说明该色素对苯甲酸钠耐受性较差。

表 11-6 　　　　　　　　　　苯甲酸钠对色素稳定性的影响

苯甲酸钠/%	0	0.1	0.5	1	1.5
A_{520}（放置 1h）	0.427	0.231	0.223	0.221	0.218
A_{520}（放置 2h）	0.427	0.221	0.217	0.204	0.203

8. 金属离子对色素稳定性的影响

配制不同浓度的金属离子色素水溶液，定时取样，测定其吸光度。如表 11-7 所示，加入金属离子钾、镁、钠会使色素的吸光度增加，但增长幅度不大，色素颜色没有明显变化。金属离子锌、钙的加入会降低色素的吸光度，钙离子对色素吸光度影响不大，锌离子使色素吸光度急剧下降，色素明显消褪。因此，无梗五加果色素在使用时应尽量避免与锌离子接触。

表 11-7 金属离子对色素稳定性的影响

金属离子	Zn		K		Ca		Mg		Na	
浓度/ $(\times 10^{-3}\mathrm{mol/L})$	20	50	20	50	20	50	20	50	20	50
A_{520}（放置 1h）	0.240	0.197	0.448	0.470	0.407	0.410	0.466	0.401	0.437	0.429
A_{520}（放置 2h）	0.225	0.187	0.478	0.473	0.382	0.398	0.472	0.393	0.447	0.450

注：未加金属离子的色素水溶液 $A_{520} = 0.427$。

三、结论

无梗五加果色素适合在酸性条件下使用；对热耐受性好；耐光性好；对低浓度 H_2O_2 有一定的耐受性；对还原剂 Na_2SO_3 耐受性差；对苯甲酸钠耐受性差；大多数金属离子对色素无不良影响，而锌离子对色素影响较大。

第四篇
无梗五加多酚

第十二章
无梗五加多酚提取及纯化树脂筛选

第一节　概述

植物多酚作为当今营养界研究热点，被称为"第七类营养素"，因其结构含有的大量酚羟基，赋予了多酚极强的生物活性。依据"相似相溶"原则，多酚常用的提取溶剂有甲醇、乙醇、丙酮及石油醚等有机溶剂。超声波提取法是利用机器产生的超声波辅助溶剂进行提取，超声振动可引起原料组织细胞内物质运动而使结构发生变化，坚硬的结缔组织延伸松软，有效成分快速溶出，以此提高提取率和提取效率，极大地缩短提取时间（Haeggstrom E *et al.*，2004）。由于提取温度较低，超声提取对遇热不稳定、易水解或易氧化的多酚类化合物起保护作用，同时具有节能、操作简单方便、设备维护成本较低等优点（王雅等，2011）。

第二节　无梗五加多酚超声提取及纯化树脂筛选

一、材料与方法

（一）材料与试剂

无梗五加果：购于大连天宇药业公司。

无水乙醇、没食子酸、亚硝酸钠、硝酸铝、氢氧化钠、十二烷基硫酸钠、三氯化铁、铁氰化钾、盐酸、氯化钾、醋酸、醋酸钠，沈阳化学试剂厂。

福林酚试剂盒、芦丁、绿原酸，北京索莱宝科技有限公司。

HPD-450大孔树脂、HPD-600大孔树脂、HPD-700大孔树脂、D-101大孔树脂、AB-8大孔树脂、ASD-7大孔树脂，沧州宝恩化工有限公司。

（二）主要设备

电子天平，大连格莱瑞机械有限责任公司；V-3100 型分光光度计，上海凌析仪器有限公司；超声波清洗机（KR-150 型），沈阳科尔达超声波科技有限公司；水浴锅，北京市永光明医疗仪器有限公司；超速离心机，湖南吉尔森科技发展有限公司；RE-52 型旋转蒸发仪，上海博通经贸有限公司；SHZ-IIIB 型循环水真空泵，上海华琦科学仪器有限公司。

（三）试验方法

1. 无梗五加果中多酚类化合物提取工艺流程

无梗五加干果 → 粉碎过 40 目筛 → 提取 → 抽滤 → 定容至 100mL → 多酚提取率测定

2. 单因素试验

液料比 70：1，提取温度 35℃，提取时间 30min，功率为 200W 条件下，考察乙醇浓度分别为 0%、10%、30%、50%、70%、95%时多酚提取率的变化。并在此基础上，依次考察提取温度（35℃、45℃、55℃、65℃、75℃）、液料比（10：1、30：1、50：1、70：1、90：1）、提取时间（20min、30min、40min、50min、60min）、超声功率（150W、175W、200W、225W、250W）对多酚提取率的变化。

3. 多酚提取率的计算（李静等，2007）

（1）标准曲线的制备　准确称取 20mg 没食子酸，蒸馏水溶解并定容到100mL 容量瓶中，准确移取该溶液 0.0mL、0.5mL、1.0mL、2.0mL、3.0mL、4.0mL 于 10mL 离心管中，蒸馏水定容摇匀。然后从各溶液中吸取 0.5mL 到25mL 量瓶，加入 5mL Folin 酚试剂，摇匀，加入 5mL 质量分数 7.5%碳酸钠溶液，摇匀，蒸馏水定容至 25mL。放置 50min，以空白来调零，于 760nm 下测定吸光度，平行测定三次。以没食子酸浓度为横坐标，吸光度为纵坐标，作图。

（2）样品测定　取多酚提取液适量，按标准曲线制备方法进行吸光度测定，通过标准曲线计算多酚类化合物的浓度并计算提取率。

（3）多酚提取率的计算

$$提取率/mg/g = \frac{x \times k \times V}{m} \qquad (12-1)$$

式中　x——多酚类化合物质量浓度，mg/mL；

　　　　k——稀释倍数；

V——吸取体积，mL；

m——无梗五加干果质量，g。

4. 纯化用大孔吸附树脂筛选

（1）大孔吸附树脂的预处理　　大孔吸附树脂用无水乙醇充分浸泡 24h，在浸泡过程中搅拌 5~6 次，防止树脂结块，空气不完全排出。浸泡结束，用大量的蒸馏水冲洗至不浑浊、无乙醇气味，防止破碎的树脂及乙醇影响大孔树脂的吸附率。置于阴暗处保存。本实验用到的吸附树脂有 AB-8、HPD-450、HPD-600、HPD-700、D101、ASD-7。

（2）多酚类化合物上样液的制备　　将无梗五加果多酚提取液经真空旋转蒸发除去乙醇，可得多酚类化合物上样液，暗处低温保藏。

（3）树脂吸附量的测定　　称取 20g 处理好的树脂，置于烧杯中。将吸光度值为 A 的多酚上样液 30mL 置于上述烧杯中，将其放置于恒温振荡器中，90r/min，25℃下振荡 10h，树脂充分吸附后，过滤掉树脂，测定其吸光度值。通过式（12-2）计算多种大孔树脂对多酚类化合物的吸附率（α）。

$$\alpha/\% = \frac{m_0 - m_1}{m_0} \times 100\% \qquad (12\text{-}2)$$

式中　m_0——吸附前多酚总量，mg；

m_1——吸附后多酚总量，mg。

（4）树脂解吸率的测定　　将滤去的树脂置于 30mL 50%乙醇中，烧杯封口，置于恒温振荡中 90r/min，25℃下振 10h，待树脂充分解吸后过滤，测定解吸后溶液吸光度。通过式（12-3）计算多种大孔树脂对多酚类化合物的解吸率（β）。

$$\beta/\% = \frac{m_2}{m_0 - m_1} \times 100\% \qquad (12\text{-}3)$$

式中　m_0——吸附前多酚总量，mg；

m_1——吸附后多酚总量，mg；

m_2——解吸后多酚溶液中多酚总量，mg。

二、结果与分析

（一）多酚提取

1. 乙醇浓度对多酚提取率的影响

如图 12-1 所示，10%乙醇溶液相比于蒸馏水，多酚提取率大幅增加。乙醇体积分数进一步升高，提取率下降。10%乙醇溶液做提取液时，多酚提取率最大。

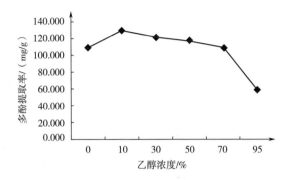

图 12-1 乙醇浓度对多酚提取率的影响结果

2. 提取温度对多酚提取率的影响

如图 12-2 所示，多酚提取率随着提取温度的升高而增大，当提取温度为65℃时，提取率达到最大。随着提取温度继续升高，多酚提取率快速下降，可能是由于温度过高，部分多酚分解。

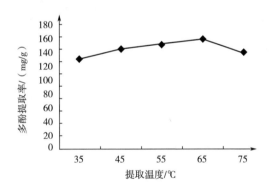

图 12-2 提取温度对多酚提取率的影响结果

3. 液料比对多酚提取率的影响

如图 12-3 所示，多酚提取率随着液料比的增加而快速升高，当液料比达到 50：1 时，多酚提取率达到最大。液料比继续增大，多酚提取率下降。

4. 提取时间对多酚提取率的影响

如图 12-4 所示，提取时间 30min 与 20min 相比，多酚提取率明显升高。提取时间继续增加，多酚提取率反而有所下降，可能是部分多酚在超声波、较高温度的双重作用下被破坏分解，所以提取时间选择 30min 最佳。

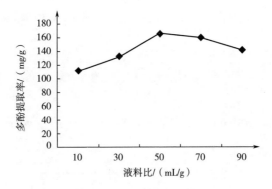

图 12-3　液料比对多酚提取率的影响结果

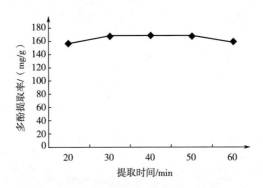

图 12-4　提取时间对多酚提取率的影响结果

5. 超声功率对多酚提取率的影响

如图 12-5 所示，随着超声波功率提高，多酚提取率随之逐渐增加，当功率为 200W 时多酚提取率达到峰值。功率继续提高，提取率逐渐下降。原因可能是功率加大导致提取物中活性成分分解使多酚提取率下降，所以提取功率选择 200W 最佳。

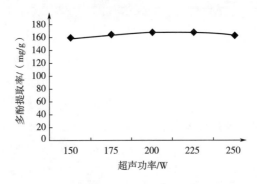

图 12-5　超声功率对多酚提取率的影响结果

（二）大孔吸附树脂的筛选

本试验选取 AB-8、HPD-450、HPD-600、HPD-700、D-101、ASD-7，共 6 种大孔树脂，进行吸附实验吸附的试验，得到表 12-1 结果。

表 12-1　　　　　　　　　　　　　吸附和解析情况

类型	吸附率/%	解吸率/%
HPD-600	82.23±0.47	84.70±0.85
HPD-700	91.50±0.19	93.40±0.37
HPD-450	81.80±0.35	80.50±0.88
ASD-7	92.20±0.83	46.80±0.53
D-101	79.10±0.77	88.30±0.63
AB-8	88.50±0.87	87.60±0.31

如表 12-1 所示，树脂型号不同，对多酚类化合物吸附能力不同，即吸附量和吸附率不同，HPD-700、ASD-7、AB-8 这三种型号树脂吸附效果较好。HPD-700、D-101、AB-8 这三种型号树脂解吸效果较好。HPD700 型大孔吸附树脂对无梗五加果多酚类化合物吸附能力强，解吸效果理想，其对多酚类化合物的吸附率为（91.50±0.19)%，解吸率为（93.40±0.37)%，所以综合考虑吸附能力和解吸效果，试验选用 HPD-700 型大孔吸附树脂对无梗五加果多酚类化合物进行分离纯化。

三、结论

随乙醇浓度、提取温度、液料比、提取时间和超声功率的增加，无梗五加果多酚提取率均呈现先增加后下降的趋势。乙醇浓度、提取温度、液料比对无梗五加果多酚提取影响较明显，提取时间和超声功率影响较小。综合实验结果，以 10%乙醇为提取剂，液料比 50：1，提取温度 65℃、超声功率 200W 条件下超声提取 30min 为优。

大孔吸附树脂筛选结果表明，相较于 AB-8、HPD-450、HPD-600、D-101、ASD-7 其他 5 种树脂，以 HPD-700 型大孔吸附树脂对无梗五加果中的多酚类化合物的吸附和解吸效果最为理想。

第十三章
HPD-700 大孔树脂法纯化无梗五加多酚

第一节　概述

　　大孔吸附树脂吸附的实质为利用范德华力或氢键，并且由于大孔吸附树脂具有的多孔性使其对大小不同的物质起到选择性吸附的作用。通过这种吸附现象和选择性吸附原理，多酚类化合物根据吸附力的不同及相对分子质量的大小，在大孔吸附树脂上经一定浓度的有机溶剂解吸而达到分离的目的（水明磊等，2007）。目前，大孔树脂已成为植物多酚纯化广泛采用的方法。如，安晓婷等（2013）利用 AB-8 树脂纯化蓝莓果渣多酚，吸附量达 24.38mg/g，解吸率为 95.49%，经树脂纯化后，蓝莓果渣多酚纯度由 11.05% 提高到 59.29%，纯度得到大幅提高。

第二节　HPD-700 大孔树脂纯化无梗五加多酚工艺参数

一、材料与方法

（一）材料与试剂

　　无梗五加果，大连天宇药业公司。

　　无水乙醇、碳酸钠、亚硝酸钠、硝酸铝、氢氧化钠、十二烷基硫酸钠、三氯化铁、铁氰化钾、盐酸、氯化钾、醋酸、醋酸钠，沈阳化学试剂厂；福林酚试剂盒，北京索莱宝科技有限公司。

　　HPD-700 大孔树脂，沧州宝恩化工有限公司。

（二）主要设备

　　电子天平，大连格莱瑞机械有限责任公司；V-3100 型分光光度计，上海凌析仪器有限公司；水浴锅，北京市永光明医疗仪器有限公司；pH 计，上海荣汉自动化仪表有限公司。

（三）试验方法

1. 大孔吸附树脂的预处理

同第十二章试验方法。

2. 多酚类化合物上样液的制备

同第十二章试验方法。

3. 树脂吸附量的测定

同第十二章试验方法。

4. 树脂解吸率的测定

同第十二章试验方法。

5. HPD-700 型大孔树脂对无梗五加果多酚类化合物的动态吸附试验

（1）上样浓度对大孔树脂吸附效果的影响 称取 20g 处理好的树脂，装柱（Φ1.5cm×40cm）。将无梗五加果多酚类化合物提取液分别稀释至 pH4，多酚质量浓度为 0.5mg/mL、1.0mg/mL、1.5mg/mL、2.0mg/mL、2.5mg/mL、3.0mg/mL、3.5mg/mL、4.0mg/mL 的多酚溶液。将 20g 处理好的树脂装柱，400mL 多酚溶液上样。当上样完成时，测定流出液的吸光度 A_1，并计算吸附率。

（2）上样 pH 对大孔树脂吸附效果的影响 称取 20g 处理好的树脂，装柱（Φ1.5cm×40cm）。质量浓度为 2mg/mL 的 pH2、pH2.5、pH3、pH3.5、pH4、pH4.5、pH5、pH5.5、pH6 的多酚提取液，各取 400mL，上样，待提取液全部流过树脂后，测定流出液的吸光度值，计算吸附率。

（3）上样流速对大孔树脂吸附效果的影响 称取 20g 处理好的树脂，装柱（Φ1.5cm×40cm）。将 400mL，质量浓度为 2mg/mL、pH4.0 的多酚提取液（A_0），分别以 0.5mL/min、1mL/min、1.5mL/min、2mL/min 的流速上样。上样完成时，测定流出液的吸光度值 A_1，计算吸附率。

（4）上样体积对大孔树脂吸附效果的影响 称取 20g 处理好的树脂，装柱（Φ1.5cm×40cm）。用 pH4、质量浓度为 2.0mg/mL 的多酚提取液上样，树脂进行吸附，每 10mL 收集一次流出液，测定其吸光度。当流出液的吸光度达到上样液吸光度的 1/10，目标物质流出，吸附饱和，终止上样，此时即为所需的上样体积。

6. HPD-700 型大孔树脂对无梗五加果多酚类化合物的动态解吸实验

（1）解吸液浓度对解吸效果的影响 将 20g 预处理后的树脂湿法装柱

（Φ1.5cm×40cm）。将 370mL 质量浓度为 2.0mg/mL、pH4.0 的多酚提取液以流速 1.5mL/min 上样。待上样完成后，流速不变，泵入 200mL 蒸馏水冲去杂质。然后以相同流速，依次泵入体积分数为 10%乙醇溶液、30%乙醇溶液、50%乙醇溶液、70%乙醇溶液、90%乙醇溶液梯度解吸，分别收集解吸液，测定其中多酚、黄酮、酚酸、花色苷的含量。

（2）解吸液 pH 对解吸效果的影响　称取 20g 处理好的树脂，装柱（Φ1.5cm×40cm）。将质量浓度为 2mg/mL，pH4.0 的多酚提取液 370mL 以流速 1.5mL/min 上样。待上样完成时，采用不同 pH，50%的乙醇溶液，1mL/min 的流速进行解吸，解吸结束后，测定解吸液的吸光度，利用第十章第二节（三）7. 中式（10-2）计算解吸率。

（3）解吸液流速对解吸效果的影响　称取 20g 处理好的树脂，装柱（Φ1.5cm×40cm）。将质量浓度为 2.0mg/mL、pH4.0 的多酚提取液 370mL 以流速 1.5mL/min 上样。待上样完成时，采用 pH4.0，体积分数为 50%的乙醇溶液，分别以不同的解吸流速进行解吸，测定解吸液的吸光度，计算解吸率。

（4）解吸体液积的确定　称取 20g 处理好的树脂，装柱（Φ1.5cm×40cm）。将浓度为 2.0mg/mL、pH4.0 的多酚提取液 370mL 以 1.5mL/min 的流速流过树脂柱，以 pH4.0、50%乙醇解吸，解吸流速控制为 1.5mL/min，设置自动收集器，每 10mL 收集一次，分别测定其吸光度，绘制大孔树脂解吸曲线。

二、结果与分析

（一）大孔树脂动态吸附相关条件的确定

1. 上样浓度的选择

如图 13-1 所示，HPD-700 型大孔树脂对无梗五加果多酚类化合物的吸附率，随着多酚浓度先增大后减小，在多酚质量浓度为 1.5mg/mL 时，吸附率达到最大值 92.88%。当质量浓度大于 1.5mg/mL 时，吸附率开始逐渐减少。所以将上样液质量浓度选择为 1.5mg/mL。

2. 上样液 pH 的选择

如图 13-2 所示，随着上样液 pH 变大，大孔树脂对多酚的吸附率呈下降趋势，在 pH4 时，出现一个小拐点，而提取液在 pH4 和 pH2 时，大孔树脂的吸附率相差不多，而原液的 pH 恰好为 4，考虑选择 pH4。

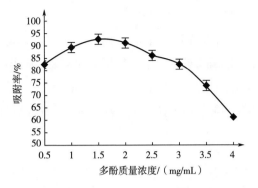

图 13-1　上样浓度对吸附效果的影响

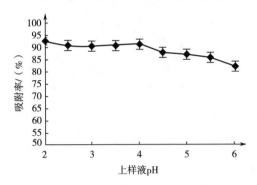

图 13-2　上样液 pH 对吸附作用的影响

3. 上样流速的选择

由图 13-3 可知，上样流速从 0.5mL/min 增大为 1.0mL/min，吸附率略有下降；上样流速继续增大，吸附率下降幅度变大。上样流速为 0.5mL/min 时，上样时间太长，所以考虑上样流速为 1.0mL/min。

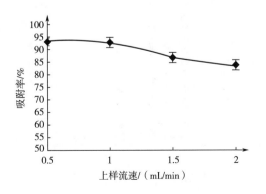

图 13-3　上样流速对吸附率的影响

4. 上柱体积的选择

不同体积的无梗五加果多酚提取液上样，来探究大孔树脂的最大吸附量，结果如图 13-4 所示，随着多酚提取液上样体积的增大，流出液吸光度逐渐变大，说明树脂对多酚的吸附逐渐接近饱和，当流出液的吸光度达到上样液吸光度的 1/10 时，认为已经发生泄漏。当上样液体积为 370mL，即 6BV 时，发生泄漏。

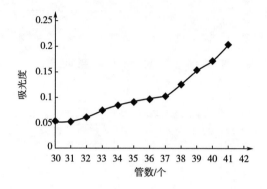

图 13-4　上样体积对吸附效果的影响

（二）大孔树脂动态解析

1. 解吸液浓度的确定

由图 13-5 可知，50%乙醇溶液可以将大部分多酚类化合物解吸下来，70%乙醇溶液解吸多酚含量与 50%乙醇溶液解吸量相比，只是略微增加，因此，选择 50%乙醇溶液作为解吸液。

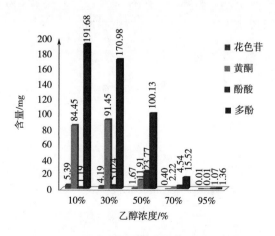

图 13-5　多酚类化合物种类及含量的变化

2. 解吸液 pH 的确定

由图 13-6 可以看出，随着解吸液 pH 增大，多酚解吸率增大；在 pH4时，解吸率最大；解吸液 pH 增大，解吸率逐渐下降，最终选择解吸液的 pH为 4。

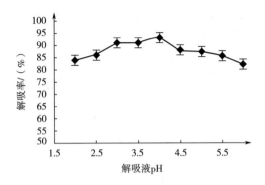

图 13-6　解吸液 pH 对多酚解吸作用的影响

3. 解吸液流速的确定

如图 13-7 所示，随着解吸液流速增大，解吸率逐渐减小。流速为0.5mL/min 时，解吸率最大，但解吸所需时间太长，不符合实际情况；当解吸液流速大于 1.0mL/min 时，解吸率迅速下降。综合考虑时间成本和解吸率变化情况，选择解吸流速为 1.0mL/min。

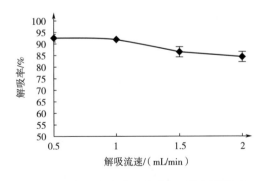

图 13-7　解吸液流速对多酚解吸作用的影响

4. 解吸体积的确定

由图 13-8 得到结论：解吸条件为 pH4，50%乙醇溶液以流速 1.5mL/min

解吸，当乙醇溶液上液体积为90mL，即1.5BV，可以将多酚类化合物较为集中地解吸下来。

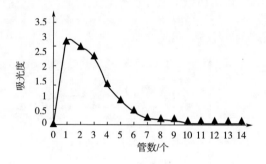

图13-8 解吸曲线

三、结论

当上样体积为6BV、上样质量浓度为1.5mg/mL、上样液pH4、上样液流速为1.0mL/min时，HPD-700型大孔吸附树脂对无梗五加果中的多酚类化合物的吸附效果最佳。在解吸时，利用pH4，50%的乙醇溶液，1.5BV以流速为1.0mL/min解吸，解吸效果最好。

第十四章
无梗五加多酚组成及抗氧化活性

第一节　概述

众多研究表明，机体产生的 ROS 自由基可以破坏细胞并对其造成不可逆的损伤，并引起多种慢性疾病，如阿尔茨海默病、动脉粥样硬化等（Lu Y *et al.*，2007）。植物多酚可以防止自由基的连锁反应的延续，最大程度减少上述疾病的发生，有效缓解上述疾病的症状（王丽等，2007）。目前用于研究多酚化合物组成和结构的方法主要有色谱法、质谱法和核磁共振波谱法。

第二节　无梗五加多酚组成成分

一、材料与方法

（一）材料与试剂

磷酸，沈阳化学试剂厂；乙腈，沈阳化学试剂厂。

（二）主要设备

20A 液相色谱仪，日本岛津公司；高分辨质谱仪，SCIEX 公司。

（三）试验方法

取经 HPD-700 大孔树脂纯化的无梗五加果多酚样品，50%甲醇水溶液溶解，制成质量浓度为 0.77mg/mL 溶液。分别采用液相色谱标准品保留时间对照及 HPLC-DAD-ESI-MS 技术，对其进行组分分析和结构鉴定。

1. 液相色谱条件

Agilent TC-C$_{18}$色谱柱，检测波长为 260nm，柱温 30℃，流速为 1mL/min，进样量 10μL。梯度程序见表 14-1。

表 14-1　　　　　　　　　梯度洗脱程序

时间/min	流动相：0.4%磷酸水溶液/%	流动相 B：乙腈/%
0	90	10
10	85	15
20	72	28
30	72	28
40	55	45
45	50	50
50	30	70
50.1	90	10
65	90	10

2. 液质联用条件

Agilent ZorBax SB-C$_{18}$色谱柱，检测波长为 260nm，柱温 30℃，流速为 1mL/min，流动相：乙腈 CAN：0.1%FA-H$_2$O。洗脱程序为：0~10~20~30min，10%~15%~28%~28%（ACN）。

全质谱扫描；TOF 质谱扫描范围：100~1000；离子源气体 1、2 均为 22.7kg；碰撞能量 80V；离子源温度 550℃，离子喷雾电压 4500V；IDA 产生离子模式：碰撞能量 40V，碰撞能量传播±20V。

二、结果与分析

（一）液相色谱分析结果

根据液相色谱谱图（图 14-1），得标准品原儿茶酸、绿原酸、咖啡酸、卢丁、金丝桃苷、槲皮素的色谱峰保留时间分别为：8.615min、12.708min、15.681min、20.233min、20.974min 和 35.194min。经过与标准品保留时间对比，可以初步判断出无梗五加果含有原儿茶酸、绿原酸、咖啡酸、金丝桃苷、槲皮素，分别对应图 14-2 中 1~5 色谱峰。

（二）液质分析结果

根据化合物 UV 图（图 14-3）、化合物 1 级及 2 级质谱图，并查阅相关文献，可以得到保留时间、荷质比、分子式、质量偏差（*PPM*）、碎片等相关信息，进一步可推断出相关组分，图 14-3 中色谱峰 1~5 化合峰具体信息整理如表 14-2 所示。

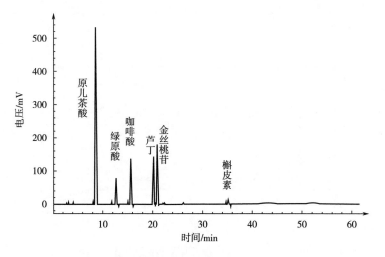

图 14-1　标准品液相色谱图

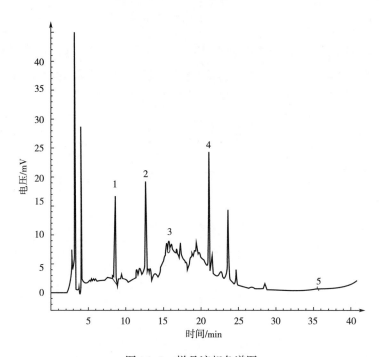

图 14-2　样品液相色谱图

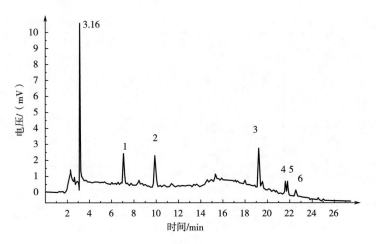

图 14-3　无梗五加果多酚 UV 图

表 14-2　　　　　　　　　　多酚类化合物鉴定结果

编号	保留时间/min	荷质比	分子式	质量偏差(PPM)	碎片	组分
1	7.11	153.0022	$C_7H_6O_2$	18.7	109［M—H—CO_2］—	原儿茶酸
2	9.9	353.0878	$C_{16}H_{18}O_9$	0	19［M—H—$C_9H_6O_3$］—	绿原酸
3	19.25	463.088	$C_{21}H_{20}O_{12}$	-0.4	301［M—H—$C_6H_{11}O_5$］— 300［M—H—$C_6H_{11}O_5$］—	金丝桃苷
4	21.59	515.1199	$C_{25}H_{24}O_{12}$	0.8	353［M—H—$C_9H_6O_3$］— 191［M—H—$C_{18}H_{12}O_6$］—	二咖啡酰奎宁酸
5	21.8	515.1197	$C_{25}H_{24}O_{12}$	0.4	353［M—H—$C_9H_6O_3$］— 191［M—H—$C_{18}H_{12}O_6$］— 179［M—H—$C_{16}H_{16}O_8$］— 135［M—H—$C_{17}H_{16}O_{10}$］—	二咖啡酰奎宁酸
6	22.5	515.1217	$C_{25}H_{24}O_{12}$	-0.2	353［M—H—$C_9H_6O_3$］— 191［M—H—$C_{18}H_{12}O_6$］— 179［M—H—$C_{16}H_{16}O_8$］— 173［M—H—$C_{18}H_{14}O_7$］—	二咖啡酰奎宁酸

可推断出化合物 1~3 分别为原儿茶酸、绿原酸、金丝桃苷。化合物 4、化合物 5、化合物 6 为二咖啡酰奎宁酸，属同分异构体。

三、结论

通过液相色谱技术，初步确认无梗五加果多酚类化合物含有原儿茶酸、绿原酸、咖啡酸、金丝桃苷、槲皮素；通过液质联用技术鉴定出原儿茶酸、绿原酸、金丝桃苷、二咖啡酰奎宁酸。

第三节　无梗五加多酚抗氧化活性

一、材料与方法

（一）材料与试剂

无梗五加，市售。

无水乙醇、水杨酸、硫酸亚铁、H_2O_2，沈阳化学试剂厂；Tris、ABTS，北京索莱宝科技有限公司。

HPD-700 大孔树脂、AB-8 大孔树脂，沧州宝恩化工有限公司。

（二）主要设备

V-3100 型分光光度计，上海凌析仪器有限公司；PT-3502A 酶标仪，北京普天科技公司。

（三）试验方法

1. 多酚提取物的制备

（1）无梗五加果多酚提取物的制备　根据第十二章和第十三章优化后的超声提取和大孔树脂纯化工艺参数进行制备。

（2）蓝莓多酚提取物的制备（安晓婷等，2013）

①提取：蓝莓鲜果洗净后放置于干燥箱内 45℃烘至恒重。将干燥蓝莓粒粉碎成粉末，置于自封袋中密封，冷藏保存。按照料液比 100：3（g/L）将果粉与 50%乙醇溶液混合，室温振荡提取 12h，5000g 离心 30min，然后将上清液旋转蒸发至无乙醇味为止，即制得树脂纯化用的上样液。

②纯化：采用 AB-8 型大孔树脂进行纯化。蓝莓多酚上样液的质量浓度为 2.6mg/mL、pH2.0，上样流速为 2.0mL/min，吸附完全后，用体积分数为

60%的乙醇溶液以 2.0mL/min 的流速洗脱。将洗脱液旋转蒸发至无乙醇味后冷冻干燥制成冻干粉。

2. DPPH 自由基清除率测定及 IC_{50} 的测定

同第八章第六节试验方法项黄酮类化合物抗氧化活性测定。

3. 羟基自由基清除率测定方法与步骤

同第八章第六节试验方法项黄酮类化合物抗氧化活性测定。

二、结果与分析

（一）多酚类化合物提取率及分离纯化效果

如表 14-3 所示，相比较而言，"蓝丰"蓝莓多酚类化合物提取率最高，为（177.43±1.90）mg/g，蓝塔 1 号蓝莓提取率相对较低。无梗五加果多酚纯化较高于两个蓝莓品种。

表 14-3　　　　　　　　　　　多酚提取率及多酚含量

名称	多酚的提取率/（mg/g）	纯化后多酚含量/（mg/g）
丹东无梗五加果	167.93±2.37	543.87±1.21
沈阳无梗五加果	153.86±1.81	594.64±0.62
"蓝丰"蓝莓	177.43±1.90	434.18±1.21
"蓝塔 1 号"蓝莓	139.30±1.55	467.25±1.47

（二）多酚清除 DPPH 和羟自由基的 IC_{50} 结果与分析

如图 14-4、图 14-5 和表 14-4 所示，各多酚类化合物提取液质量浓度与 DPPH 自由基清除率、羟基自由基清除率呈现良好的线性关系，不同多酚清除 DPPH 自由基的 IC_{50} 大小顺序为："蓝塔 1 号"蓝莓>"蓝丰"蓝莓>丹东无梗五加果>沈阳无梗五加果，不同多酚清除羟基自由基的 IC_{50} 大小顺序为："蓝丰"蓝莓>"蓝塔 1 号"蓝莓>丹东无梗五加果>沈阳无梗五加果，说明品种和地区对原料抗氧化能力有一定影响，综合测定结果来看，供试无梗五加果多酚提取物抗氧化活性优于两个供试蓝莓品种。

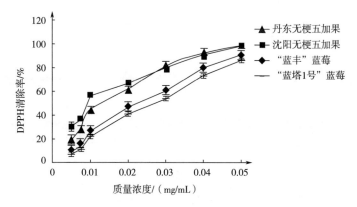

图 14-4 不同多酚提取物对 DPPH 自由基的清除效果

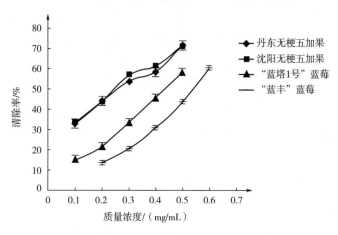

图 14-5 不同多酚提取物对羟基自由基的清除效果

表 14-4 多酚清除 DPPH 的 IC_{50}

名称	清除 DPPH 自由基的 IC_{50} /（mg/mL）	清除羟基自由基的 IC_{50} /（mg/mL）
无梗五加果（丹东）	12±0.43	0.236±0.015
无梗五加果（沈阳）	10±0.66	0.225±0.027
蓝莓（蓝丰）	20±0.98	0.448±0.061
蓝莓（蓝塔 1 号）	23±0.47	0.446±0.026

三、结论

无论清除 DPPH 自由基能力或羟基自由基能力，无梗五加果多酚提取物均表示出良好的抗氧化性，提示其在功能食品开发方面具有良好的应用潜力。

第五篇
无梗五加生物活性成分综合提取

第十五章
无梗五加抗氧化物质的提取纯化

第一节　概述

　　近年来，多种研究表明，人体疑难杂症的发生机理与体内自由基产生和身体自由基清除能力降低有关系（王瑞霞，2014）。如何从植物中提取天然的抗氧化物质和开发具有抗氧化功能的食品越来越受到广泛的关注和重视。无梗五加果富含黄酮、多糖、花色苷等多种抗氧化物质，作为抗氧化食品开发具有巨大的潜力。

第二节　无梗五加抗氧化物质的提取

一、材料与方法

（一）材料与试剂
　　无梗五加果，人工栽培品种，由辽宁省丹东农业科学院提供。
　　无水乙醇，分析纯，国药集团化学试剂有限公司；总抗氧化能力 T-AOC试剂盒，南京建成生物科技有限公司。

（二）主要设备
　　7200 型可见分光光度计，尤尼克（上海）有限公司；电子天平，上海精密科学仪器厂；UV-1600 型紫外可见光分光光度计，北京瑞利分析仪器公司；超声波反应器（KQ-250A 型），昆山市超声仪器有限公司；电热恒温水浴锅，常州国华电器有限公司；TDL-5000B 型离心机，上海安亭科学仪器厂。

（三）试验方法
　　1. 无梗五加果中抗氧化物质的提取工艺流程

　　无梗五加干燥果实→ 粉碎过 40 目筛 → 超声提取 → 离心 → 定容至 100mL →

总抗氧化能力测定

2. 单因素试验

以无梗五加干燥果为原料，以样品的总抗氧化能力为考察对象，分别以提取剂、料液比、提取温度、提取时间、超声功率五个因素进行单因素试验，考察各因素对提取液总抗氧化能力的影响。

料液比 1∶50，提取温度 50℃，提取时间 30min，功率为 250W 条件下考察提取剂为蒸馏水以及乙醇浓度分别为 10%、30%、50%、70%时，对提取液总抗氧化能力的影响。并在此基础上，依次考察料液比（1∶30，1∶40，1∶50，1∶60，1∶70）、提取温度（30℃、40℃、50℃、60℃、70℃）、提取时间（15min、30min、45min、60min、75min）、超声功率（150W、175W、200W、225W、250W）对提取液总抗氧化能力的影响。

3. 响应面试验设计

根据单因素试验所得的结果，以无梗五加果提取液总抗氧化能力为响应值，对超声波提取无梗五加果中抗氧化物质影响较大的三个因素，提取温度、提取时间、超声功率进行三因素三水平的试验设计。利用 Design Expert8.0 软件进行工艺参数的优化组合，采用 Box-Behnken 响应面分析得到回归模型和优化的工艺参数。

4. 总抗氧化能力（TAC）测定

分别取相同浓度和相同体积的各样品溶液，按照南京建成生物工程研究所 TAC 测定试剂盒说明书方法测定各样品液 TAC。定义为：在 37℃时，1min，1mL 各样品溶液使反应体系的吸光度（OD）增加 0.01 为 1 个 TAC 单位（u），即单位表示为 u/mL。取样及测定均应重复 3 次，计算出平均值记录结果。

二、结果与分析

（一）单因素试验

1. 提取剂对提取液的总抗氧化能力的影响

提取剂对提取液总抗氧化能力的影响结果如图 15-1 所示。随着乙醇浓度的提高，提取液总抗氧化能力逐渐下降，蒸馏水提取所得提取液抗氧化能力最强，说明无梗五加果中的大部分抗氧化物质具有水溶性，故以水作为无梗五加果中抗氧化物质的提取剂进行后续实验。

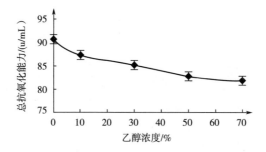

图 15-1 提取剂对提取液总抗氧化能力的影响

2. 料液比对提取液的总抗氧化能力的影响

料液比对提取液总抗氧化能力的影响结果如图 15-2 所示。随着提取剂用量的增加，所得提取液的总抗氧化能力也在逐渐增加，当料液比为 1∶60（g/mL）时，总抗氧化能力达到最大，料液比继续增大，提取液抗氧化能力略有下降。

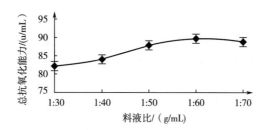

图 15-2 料液比对提取液总抗氧化能力的影响

3. 提取温度对提取液的总抗氧化能力的影响

提取温度对提取液总抗氧化能力的影响结果如图 15-3 所示。提取液总抗氧化能力随着提取温度的升高而逐渐增加，当提取温度达到 60℃ 时，总抗氧化能力达到最高值，温度继续升高，总抗氧化能力变化不明显。

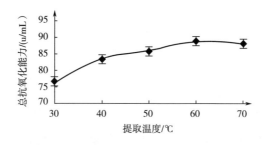

图 15-3 提取温度对提取液总抗氧化能力的影响

4. 提取时间对提取液总抗氧化能力的影响

提取时间对提取液总抗氧化能力的影响结果如图 15-4 所示。随着提取时间的增加，提取液总抗氧化能力增加，在 30min 时达到最大值，继续增加提取时间，抗氧化物质在超声波的作用下被破坏分解，提取液总抗氧化能力反而逐渐下降，所以选择提取时间 30min 最佳。

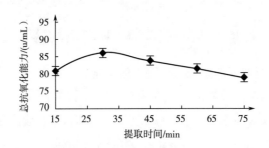

图 15-4　提取时间对提取液总抗氧化能力的影响

5. 超声功率对提取液的总抗氧化能力的影响

提取功率对提取液总抗氧化能力的影响结果如图 15-5 所示。随着超声波功率的提高，总抗氧化能力随之逐渐增加，当功率为 225W 时提取液总抗氧化能力出现峰值，继续提高功率，总抗氧化能力下降。原因可能是功率加大导致提取物中活性成分分解使抗氧化能力下降，所以提取功率选择 225W 最佳。

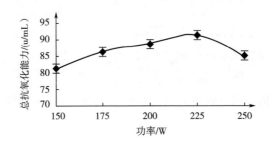

图 15-5　超声功率对提取液总抗氧化能力的影响

（二）响应面试验设计优化工艺参数

1. 试验因素和水平的选择

综合上述单因素试验结果，以无梗五加果提取液总抗氧化能力为响应值，选取对超声波提取无梗五加果中抗氧化物质影响较大的三个因素，提取温度、提取时间、超声功率进行三因素三水平的试验设计。试验因素和水平见表15-1。

表 15-1   **实验因素水平及编码**

因素	编码	编码水平		
		−1	0	1
提取温度/℃	A	50	60	70
提取时间/min	B	15	30	45
超声功率/W	C	200	225	250

2. 响应面分析设计及结果

根据 Design Expert8.0 软件对实验进行安排，试验结果分析见表15-2。

表 15-2   **响应面分析方案及试验结果**

试验号	A	B	C	Y 总抗氧化能力/(u/mL)
1	−1	−1	0	85.2334
2	−1	0	−1	84.6166
3	0	−1	1	83.8766
4	0	0	0	87.9466
5	1	1	0	83.4734
6	1	0	−1	84.9866
7	0	1	−1	79.9534
8	1	0	1	86
9	0	0	0	89.18
10	1	−1	0	84
11	0	−1	−1	86.3434
12	0	0	0	88.070
13	−1	0	1	84.1234
14	−1	1	0	80.7934
15	0	0	0	88.1934
16	0	0	0	88.1666
17	0	1	1	85.96

对响应值以及各因素进行拟合，得到关于总抗氧化能力的回归方程如下：

$Y= 88.31 + 0.46A - 1.16B + 0.51C + 0.98AB + 0.38AC + 2.12BC - 2.02A^2 - 2.92B^2 - 1.36C^2$

变量模型 $P < 0.01$，达到极显著水平，回归方程失拟检验 $P > 0.05$，差异不显著，说明所得的回归方程拟合程度良好。表 15-3 方差分析结果表明方程的一次项提取时间（B）对响应值总抗氧化能力的影响极显著，超声功率（C）对响应值的影响显著；交互项 BC 对响应值的影响极显著，AB 对响应值的影响显著；二次项 A^2、B^2、C^2 对响应值的影响极显著，由此可知，各具体试验因素对响应值的影响并非是简单的线性关系。

表 15-3　　　　　　　　　　总抗氧化能力回归方程方差分析

来源	平方和	自由度	均方差	F	P	显著性
模型	103.94	9	11.55	35.85	< 0.0001	**
A	1.70	1	1.70	5.29	0.0549	
B	10.75	1	10.75	33.37	0.0007	**
C	2.06	1	2.06	6.40	0.0393	*
AB	3.83	1	3.83	11.89	0.0107	*
AC	0.57	1	0.57	1.76	0.2261	
BC	17.95	1	17.95	53.72	0.0001	**
A^2	17.16	1	17.16	53.28	0.0002	**
B^2	35.83	1	35.83	111.24	< 0.0001	**
C^2	7.80	1	7.80	24.20	0.0017	**
残差误差	2.25	7	0.32			
失拟项	1.27	3	0.42	1.73	0.2981	
纯误差	0.98	4	0.25			
总和	106.20	16				

注：* 在 0.05 水平差异显著；** 在 0.01 水平差异极显著。

3. 响应面等高线图直观分析

如图 15-6 所示，提取温度对提取液总抗氧化能力的影响变化趋势受提取时间的交互作用的影响。当提取时间较大时，提取液总抗氧化能力偏低且随着提取温度的升高先增加后下降的趋势更加明显。

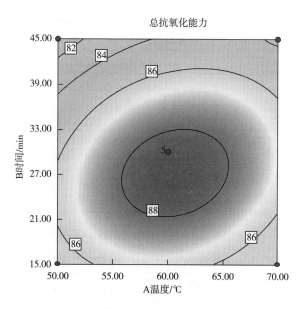

图 15-6 提取温度和提取时间交互作用对总抗氧化能力的影响

如图 15-7 所示,提取时间对提取液总抗氧化能力的影响变化趋势受超声功率的交互作用的影响。在所考察的功率范围内,当超声功率较大时,总抗氧化能力随提取时间的增加先逐渐增大后减小,当超声功率较小时,总抗氧化能力随提取时间的增加而逐渐下降。

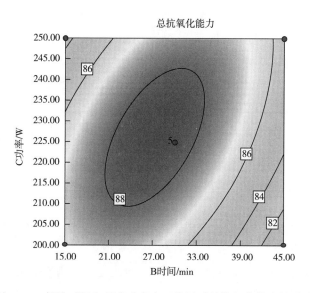

图 15-7 提取时间和超声功率交互作用对总抗氧化能力的影响

如图 15-8 所示，提取温度对提取液总抗氧化能力的影响变化趋势不受超声功率的交互作用的影响。在所考察功率范围内，提取液总抗氧化能力均呈现先增加后下降的相同趋势。

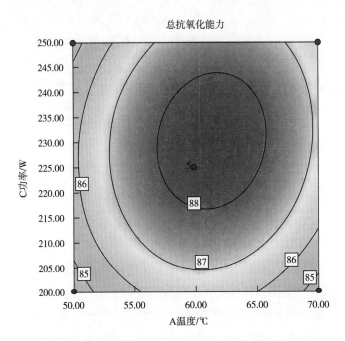

图 15-8　提取温度和超声功率交互作用对总抗氧化能力的影响

4. 响应面试验模型的验证

通过回归方程可以得到最优的预测值，即提取温度 60.84℃，提取时间 27.65min，超声功率 226.88W，此时总抗氧化能力的理论值可达 88.4409u/mL。结合实际操作，优化工艺参数，即提取温度 61℃，提取时间 28min，超声功率 227W。并对最佳条件做了 3 次重复试验进行验证，平均总抗氧化能力为（88.2572±0.3423）u/mL，所得参数较为可靠。

三、结论

在单因素试验的基础上，采用响应面分析法优化了各个参数，并结合实际操作选择了无梗五加果抗氧化活性物质提取的最优工艺条件：提取温度 61℃，提取时间 28min，超声功率 227W。对最佳条件进行 3 次重复试验验证，平均总抗氧化能力为（88.2572±0.3423）u/mL，说明响应面试验设计分析能较准确地对提取抗氧化物质的工艺参数进行优化。

由试验数据表明，对总抗氧化能力影响最大的因素是提取时间，其次是超声功率，影响最小的是提取温度。提取时间和超声功率交互作用对总抗氧化物质的提取效果影响极显著，提取温度和提取时间交互作用对总抗氧化物质的提取效果影响显著。

第三节　大孔树脂分离纯化无梗五加抗氧化物质

一、材料与方法

(一) 材料与试剂

无梗五加果，产自辽宁省丹东农业科学院。

无水乙醇为分析纯，国药集团化学试剂有限公司；总抗氧化能力 T-AOC试剂盒，南京建成生物科技有限公司；HPD-100 大孔树脂、HPD-700 大孔树脂、D101 大孔树脂、AB-8 大孔树脂，沧州宝恩化工有限公司。

(二) 主要设备

HL-2 恒流泵，上海青浦沪西仪器厂；电子天平，北京赛多利斯仪器系统有限公司；SBS-100 数控计滴自动部分收集器，上海青浦沪西仪器厂；pHS-25 数显 pH 计，上海精密科学仪器有限公司。

(三) 试验方法

1. 大孔吸附树脂的预处理

将大孔吸附树脂用无水乙醇充分浸泡 4~6h，从树脂的微孔中赶出气泡，用大量的蒸馏水冲洗至无明显的酒精气味，并除去破碎和粒度极小的树脂。阴暗处保存备用。实验用到的吸附树脂有 AB-8、HPD-100、HPD-700、D101。

2. 大孔树脂的选型试验

(1) 树脂吸附量的测定　准确称取经处理后的树脂各 1.0g，放置于三角瓶中，加入无梗五加果提取液 20mL（总抗氧化能力用 TAC_1 表示），将三角瓶置于摇床上振荡，充分吸附后过滤，测定过滤后溶液的总抗氧化能力 TAC_2。按照式（15-1）计算出各种树脂的吸附能力（absorption capacity，AC）。

$$AC = \frac{(TAC_1 - TAC_2) \times V}{W} \qquad (15-1)$$

按照式（15-2）计算大孔树脂的吸附率。

$$E = \frac{TAC_1 - TAC_2}{TAC_1} \times 100\% \qquad (15-2)$$

式中　AC——吸附能力，u/g；

　　　E——吸附率，%；

　　　TAC_1——起始溶液总抗氧化能力，u/mL；

　　　TAC_2——吸附后溶液TAC，u/mL；

　　　V——溶液体积，mL；

　　　W——树脂质量，g。

（2）树脂解吸率的测定　将吸附饱和后的树脂过滤后，放置于三角瓶中，加入50%乙醇溶液解吸，将三角瓶放于摇床内振荡12h，待充分解吸后过滤，测定解吸后的溶液抗氧化能力TAC_3，按照式（15-3）计算出树脂的解吸率（Desorption ratio，DR）。

$$DR = \frac{TAC_3 \times V}{AC \times W} \times 100\% \qquad (15-3)$$

式中　DR——解吸率，%；

　　　TAC_3——解吸后溶液的总抗氧化能力，u/mL；

　　　AC——吸附能力，u/g；

　　　W——树脂的质量，g；

　　　V——溶液体积，mL。

3. 洗脱剂的选择

将吸附过的树脂分别抽滤，加入20mL蒸馏水、10%乙醇溶液、30%乙醇溶液、50%乙醇溶液、70%乙醇溶液、90%乙醇溶液，在110r/min、30℃下静态解吸12h，测定解吸出的无梗五加果提取液中总抗氧化能力值，用总抗氧化能力测定值表达，单位为u/mL。树脂洗脱出的大孔树脂吸附的无梗五加果提取液中抗氧化物质最多，则其洗脱液中总抗氧化能力值相对最高，则证明其对指标成分解吸性好。

4. 大孔树脂的动态吸附条件筛选

研究AB-8型大孔树脂的动态吸附特性非常有必要，为无梗五加果抗氧化物质的大量分离纯化提供操作参数。因此，从上样液浓度、上样量、流速三个方面进行大孔树脂动态吸附的研究。

（1）上样浓度的确定　按照提取条件大量制备无梗五加果抗氧化物质提

取液，将含有抗氧化物质的提取液分别稀释成不同浓度，进行动态吸附实验。以上样液的总抗氧化能力值为横坐标，树脂吸附量为纵坐标，根据上样液总抗氧化能力值和树脂吸附量所示曲线图，选出最佳上样浓度。

（2）树脂最佳吸附量的确定　精密称取 AB-8 树脂 40mL，装入 1.6cm×40cm 的柱内，加入无梗五加果抗氧化物质提取液，以 1mL/min 进行动态吸附，测定吸附前后的总抗氧化能力，吸附率达到 80% 以上为止。

（3）吸附流速筛选　取相同体积和 pH 的无梗五加果抗氧化物质提取液，加于 40mL AB-8 树脂柱（1.6cm×40cm）上，分别以 0.5mL/min、1.0mL/min、1.5mL/min、2.0mL/min、2.5mL/min 的流速进行吸附，收集流出液，测定吸光度，并计算总抗氧化能力。

5. 大孔树脂的动态解析条件筛选

（1）洗脱体积的确定　取相同体积和 pH 的无梗五加果提取液，加于 40mL AB-8 树脂柱（1.6cm×40cm）上，以相同流速进行吸附，用 100mL 蒸馏水水洗至流出液澄清无色后，用 70% 乙醇溶液进行解吸，每流出半个柱体积收集一次样液，测定总抗氧化能力。

（2）洗脱流速的确定　取相同体积和 pH 的无梗五加果提取液，加于 40mL AB-8 树脂柱（1.6cm×40cm）上，以相同流速进行吸附，用 100mL 蒸馏水水洗至流出液澄清无色后，用相同浓度和 pH 的乙醇溶液分别以 0.5mL/min、1.0mL/min、1.5mL/min、2.0mL/min、2.5mL/min 的流速进行解吸，收集流出液，测定总抗氧化能力。

（3）梯度洗脱方式的确定　取 40mL 大孔吸附树脂按常规湿法装柱，加入一定量、一定质量浓度的无梗五加果粗提液（上柱流速 1.0mL/min）进行吸附，吸附完全后利用 100mL 蒸馏水水洗，后以 10% 乙醇溶液→30% 乙醇溶液→50% 乙醇溶液→70% 乙醇溶液→90% 乙醇溶液作梯度洗脱（洗脱流速为 1.5mL/min），分别收集洗脱液（每管收集 0.5BV），测定每管洗脱液中的总抗氧化能力。

二、结果与分析

（一）大孔树脂的筛选结果

1. 大孔树脂的吸附筛选

本实验选取 HPD-600、HPD-100、D-101 和 AB-8 共 4 种不同型号的大

孔树脂进行吸附试验，得到表 15-4 结果。

表 15-4　　　不同大孔树脂对无梗五加果抗氧化提取物的吸附性能力

树脂	HPD-600	HPD-100	D101	AB-8
吸附能力/(u/g)	561.166±0.226	559.934±0.232	564.866±0.147	585.834±0.165

如表 15-4 所示，不同型号的树脂吸附无梗五加果提取液抗氧化物质的能力明显不同，试验中的 4 种树脂中，AB-8 效果最好。

2. 大孔树脂的解吸筛选

将提取过得树脂分别抽滤，加入 20mL 50%乙醇，在摇床中 110r/min、30℃解吸 4h，测定其解吸液中的总抗氧化能力值。按照解吸率计算公式进行计算，得出 4 种不同型号的树脂的解吸率结果如表 15-5 所示。

表 15-5　　　不同大孔树脂对无梗五加果抗氧化提取物的解吸率

树脂	HPD-600	HPD-100	D101	AB-8
解吸率/%	76.04±0.078	90.61±0.089	78.60±0.055	87.79±0.062

其中型号为 HPD-100 的解吸率最高，其次是 AB-8，然后是 D101 和 HPD-600。由于不同树脂的性质与结构不同，不同树脂对无梗五加果中抗氧化物质的吸附和解吸效果有所不同，从数据中可以看出 AB-8 型大孔吸附树脂对无梗五加果中抗氧化物质的吸附和解吸效果都很好，吸附抗氧化物质的吸附能力为 585.834u/g、解吸率为 87.79%。综合考虑吸附能力和解吸能力并考虑实验的可操作性，本实验选用 AB-8 大孔吸附树脂最优。

（二）大孔树脂洗脱剂的筛选

将吸附后的 AB-8 型树脂抽滤，取出 1g，分别加入 20mL 蒸馏水、10%乙醇溶液、30%乙醇溶液、50%乙醇溶液、70%乙醇溶液、90%乙醇溶液，在110r/min、30℃下静态解吸 12h，测定解吸出的无梗五加果提取液中总抗氧化能力值。各洗脱剂解吸后的总抗氧化能力值如表 15-6 所示，70%乙醇溶液的解吸性能最好，其解吸液的总抗氧化能力值为 24.7900u/mL，其次为 50%乙醇溶液、30%乙醇溶液和 90%乙醇溶液、再次是 10%乙醇溶液，蒸馏水的解吸效果最低为 4.3167u/mL。所以选择 70%乙醇为洗脱剂。

表 15-6　　不同解吸剂对无梗五加果抗氧化提取物的解吸能力比较

洗脱剂	蒸馏水	10%乙醇溶液	30%乙醇溶液	50%乙醇溶液	70%乙醇溶液	90%乙醇溶液
总抗氧化能力 /（u/mL）	4.317± 0.021	12.334± 0.033	20.967± 0.059	22.200± 0.042	24.790± 0.031	20.227± 0.043

（三）大孔树脂动态吸附结果

1. 上样浓度的选择

将无梗五加果提取液用蒸馏水稀释成不同的浓度，进行动态吸附实验。以不同浓度溶液的总抗氧化能力值（TAC）为横坐标，树脂吸附率为纵坐标，结果如图 15-9 所示，横坐标从左至右分别为稀释 3 倍，稀释 2 倍，稀释 1 倍和原液的总抗氧化能力值。随着上样液总抗氧化能力值的不断增大，吸附率呈下降趋势，当上样液的总抗氧化能力值达到 39.0967u/mL 以后，树脂吸附率下降至 85% 以下。虽然样液稀释倍数大、吸附率高，但会增加稀释用水的用量，且增加样液的整体上样时间，综合考虑吸附率和节省溶剂用量及时间的角度，选择上样液总抗氧化能力值为 39.0967u/mL 最佳，即稀释倍数为 1 倍。

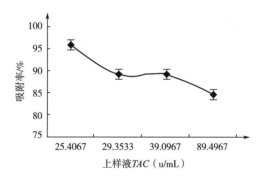

图 15-9　上样浓度对吸附效果的影响

2. 上柱体积的选择

不同体积的无梗五加果抗氧化物质提取液上柱，考察树脂的最大吸附容量的结果如图 15-10 所示。

本实验中上柱液体积为 15BV 时，流出液中的总抗氧化能力值为 7.52u/mL，样液的初始总抗氧化能力为 34.6567u/mL，吸附率约为 80% 左右。16BV 时流出液 *TAC* 含量突然增大，说明树脂吸附无梗五加果中抗氧化物质已经趋于饱和状态，无法继续吸附，所以流出液的总抗氧化能力值明显增加。因此选择上样量为 15BV 比较合适。

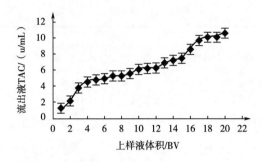

图 15-10　上样量对吸附效果的影响

3. 吸附流速的选择

不同流速对树脂的吸附效果也有影响，流速对 AB-8 型大孔树脂吸附作用的结果如图 15-11 所示。

从数据结果来看，上柱的速度越慢，树脂的吸附效果越好，吸附得越完全，相反，上柱速度太快会导致吸附效率下降，吸附的不完全，当流速为 0.5mL/min 时，吸附效果最好，流出液的总抗氧化能力值为 1.78u/mL，当流速为 1mL/min 时流出液总抗氧化能力值与 0.5mL/min 时差别不大，为 1.83u/mL，吸附效果非常接近。但若选流速为 0.5mL/min，将扩大实验的周期，影响实验效率，从节省时间提高效率等方面综合考虑选择 1.0mL/min 为上柱速度。

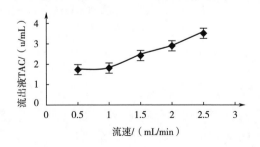

图 15-11　流速对吸附作用的影响

（四）大孔树脂动态解析

1. 洗脱体积的确定

大孔树脂进行抗氧化物质的动态吸附以后，用蒸馏水进行冲柱洗至流出液透明，再用筛选好的洗脱液 70% 乙醇溶液进行洗脱，分段收集，分别测量每段流出液的总抗氧化能力值，得到洗脱曲线如图 15-12 所示。70% 乙醇溶液能够较好的解吸 AB-8 型大孔树脂吸附的抗氧化物质。当洗脱剂用量为 1BV 时达到洗脱高峰，洗脱高峰后流出液的总抗氧化能力值逐渐降低，到 3BV 时已经趋于平缓，说明 70% 乙醇溶液洗脱抗氧化物质能力较强同时比较集中，但也存在一定的拖尾现象。由实验数据可知，3BV 洗脱液洗脱后，树脂中的抗氧化物质基本洗脱完全，因此，确定洗脱剂用量为 3BV。

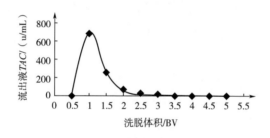

图 15-12　洗脱曲线

2. 洗脱流速的确定

由图 15-13 数据分析，解吸的速度越慢，树脂的解吸效果越好，解吸得越完全，相反，解吸速度太快会导致吸附效率下降，解吸不完全。当流速为 0.5mL/min 时，解吸效果最好，洗脱液中总抗氧化能力值为 202.76u/mL。当流速为 1mL/min 和 1.5mL/min 时，解吸效果非常接近，分别为 200.17u/mL 和 195.27u/mL。流速超过 2mL/min 后，洗脱液中的总抗氧化能力值开始大幅下降，说明流速过高，导致洗脱不完全。综合实验周期和洗脱效果考虑，选择 1.5mL/min 为解吸速度最宜。

3. 梯度洗脱方式的确定

梯度洗脱曲线如图 15-14 所示。综合上述确定的上柱条件加入无梗五加果抗氧化物质提取液，100mL 水洗后，按 10% 乙醇溶液→30% 乙醇溶液→50% 乙醇溶液→70% 乙醇溶液→90% 乙醇溶液作梯度洗脱（洗脱流速 1.5mL/min，洗脱体积 3BV），每 0.5BV 收集一次流出液，跟踪检测各管洗脱液中的总抗氧

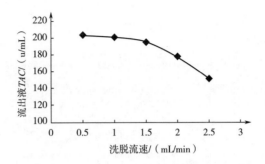

图 15-13　洗脱流速对解吸作用的影响

化能力值。实验结果表明，无梗五加果抗氧化物质提取液在 10%、30%、50% 都有部分洗脱，在 10% 和 30% 乙醇溶液洗脱较为集中，总抗氧化能力值分别为 101.997u/mL 和 205.35u/mL，50% 乙醇溶剂洗脱液的总抗氧化能力值较低，其他浓度乙醇溶液洗出抗氧化物质极少。

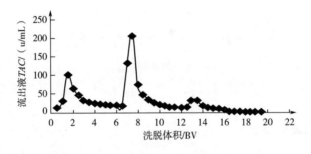

图 15-14　梯度洗脱曲线

三、结论

AB-8 型大孔吸附树脂对无梗五加果中抗氧化物质的吸附和解吸效果最为理想，当上柱体积为 15BV、流速为 1.0mL/min，上样液抗氧化值为 39.0967u/mL 时 AB-8 型大孔吸附树脂对无梗五加果中抗氧化物质的吸附效果最佳。解吸时，用 70% 乙醇溶液以流速为 1.5mL/min 洗脱 3BV，所获得的流出液中总抗氧化能力值最大。梯度洗脱时，采用 10% 乙醇溶液→30% 乙醇溶液→50% 乙醇溶液对吸附后的无梗五加果抗氧化物质进行梯度洗脱，以 10% 和 30% 乙醇溶液洗脱无梗五加果抗氧化物质最为集中。

第十六章
无梗五加金丝桃苷、绿原酸综合提取工艺

第一节　概述

无梗五加含有金丝桃苷和绿原酸。其中，金丝桃苷为临床上用于治疗心血管疾病的药物（王忠玲等，2019）。近年研究表明，金丝桃苷还具有抑制肿瘤细胞、抗抑郁、免疫调节、保肝等多种重要的作用（杨诗婷等，2018）。绿原酸具有抗氧化、抗菌抗炎以及降血糖、降血脂等作用（王文龙等，2017）。因此，采取适当的方法将金丝桃苷和绿原酸进行提取并对其提取工艺参数进行优化，对充分利用该资源、进一步开发相关产品、创造更大经济效益具有十分重要的意义。

第二节　无梗五加金丝桃苷、绿原酸综合提取工艺

一、材料与方法

（一）材料与试剂

无梗五加果，辽宁丹东。

无水乙醇、甲酸、甲醇、冰醋酸、乙腈、磷酸，色谱纯，金丝桃苷、绿原酸标准品，娃哈哈纯净水。

（二）主要设备

7200 型可见分光光度计，尤尼柯（上海）有限公司；AL104 型电子分析天平，梅特勒-托利多仪器（上海）有限公司；KQ-250DB 型数控超声波清洗器，昆山市超声仪器有限公司；ST-06 型 300 克多功能粉碎机，永康市帅通工具有限公司；TDL-5000B 型离心机，上海安亭科学仪器厂；RE-52AA 旋转蒸发器，上海亚荣生化仪器厂；SHB-Ⅲ型循环水式多用真空泵，郑州长城科

工贸有限公司；Waters 1525 Binary HPLC Pump，沃特世科技（上海）有限公司（Waters）；Waters 2487 Dual λ Absorbance Detector，沃特世科技（上海）有限公司（Waters）；LC 1200 型液相色谱仪，安捷伦科技（中国）有限公司。

（三）试验方法

1. 金丝桃苷和绿原酸提取工艺流程

无梗五加干果→ 粉碎过40目筛 → 超声提取 → 抽滤 → 旋转蒸发挥干溶剂 → 甲醇溶解 → 定容至10mL → 0.45μm滤膜过滤 → HPLC提取量测定

2. 单因素试验

液料比 30∶1，提取温度 50℃，提取时间 50min，功率为 250W 条件下，考察乙醇浓度分别为 30%、50%、70%、90% 时对提取量的影响。并在此基础上，依次考察液料比（10∶1、20∶1、30∶1、40∶1、50∶1）、提取温度（30℃、40℃、50℃、60℃、70℃）、提取时间（20min、30min、40min、50min、60min）对提取量的影响。

3. 响应面试验设计

根据单因素试验所得的结果，分别以金丝桃苷和绿原酸提取量为响应值，对影响较大的三个因素进行 Box-Behnke 三因素三水平的试验设计（表 16-1）。利用 Design Expert8.0 软件进行响应面分析得到回归模型和优化的工艺参数，并进行验证试验。

表 16-1　　　　　无梗五加果响应面试验因素水平及编码

因素	代码	编码水平		
		-1	0	1
液料比/(mL/g)	A	20∶1	30∶1	40∶1
温度/℃	B	40	50	60
时间/min	C	40	50	60

4. 金丝桃苷提取量测定

按陆珞等（2010）方法进行。

色谱条件：色谱柱 Thermo-ODS-2 Hypersil（4.6mm×250mm，5μm）；流动相：甲醇-0.1%冰醋酸（55∶45）；流速 1mL/min；柱温 30℃；检测波长 360nm；进样 10μL。

金丝桃苷提取量以每克原料中提取出的金丝桃苷毫克数表示。

5. 绿原酸含量测定

按彭维等（2010）方法进行。

色谱条件：色谱柱 Thermo-ODS-2 Hypersil（4.6mm×250mm，5μm）；流动相：乙腈-0.4%磷酸（12∶88）；流速 1mL/min；柱温 30℃；检测波长 327nm；进样 10μL。

绿原酸提取量以每克原料中提取出的绿原酸毫克数表示。

二、结果与分析

（一）无梗五加果金丝桃苷和绿原酸综合提取单因素试验结果

1. 乙醇浓度对金丝桃苷和绿原酸提取量的影响

如图 16-1 所示，随提取剂乙醇浓度的增大，绿原酸和金丝桃苷的提取量均呈现增加的趋势，当乙醇浓度达到 90% 后时，二者提取量均变化平缓。但无论采取何种浓度的乙醇溶液作为提取剂，绿原酸提取量始终明显高于金丝桃苷，说明无梗五加果中绿原酸含量高于金丝桃苷。

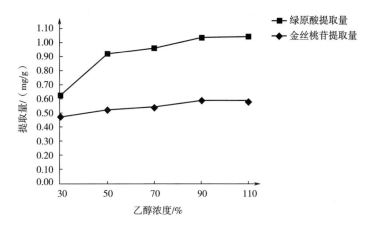

图 16-1　乙醇浓度对绿原酸和金丝桃苷提取量的影响

2. 液料比对金丝桃苷和绿原酸提取量的影响

液料比对绿原酸和金丝桃苷提取量的影响如图 16-2 所示。随提取剂用量增加，二者溶出率均呈现先增加后下降的趋势，其中以绿原酸提取量变化更为明显。当液料比为 30∶1（mL/g）时，二者提取量均达到最大值。

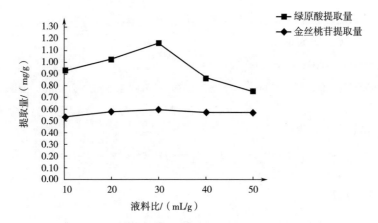

图 16-2　液料比对绿原酸和金丝桃苷提取量的影响

3. 超声提取温度对金丝桃苷和绿原酸提取量的影响

随超声提取温度升高，绿原酸和金丝桃苷的提取量呈现迅速增加，然后缓慢下降的趋势（图 16-3），其中提取温度为 50℃时，更有利于二者的溶出，温度继续升高，二者提取量缓慢下降，说明二者在高温条件下不稳定性，耐热性差。

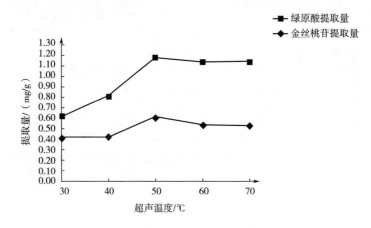

图 16-3　超声温度对绿原酸和金丝桃苷提取量的影响

4. 超声提取时间对金丝桃苷和绿原酸提取量的影响

由图 16-4 可以看出，随提取时间增加，绿原酸和金丝桃苷从原料中逐渐溶出，提取时间达 50min 时，溶出量达到饱和，提取时间延长，造成绿原酸降解。说明相较绿原酸，金丝桃苷在超声提取条件更为稳定。

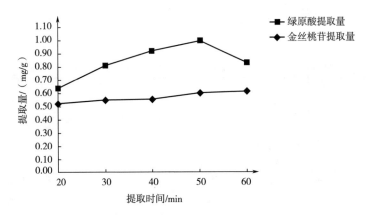

图 16-4　提取时间对绿原酸和金丝桃苷提取量的影响

（二）无梗五加果金丝桃苷提取响应面试验结果

1. 拟合模型的建立及方差分析

将试验结果进行方差分析（表 16-2），以金丝桃苷提取量为响应值，进行回归拟合，得到回归方程如下：

$$Y = 0.61 + 5.638 \times 10^{-3}A + 4.450 \times 10^{-3}B + 6.613 \times 10^{-3}C - 7.250 \times 10^{-3}AB + 5.525 \times 10^{-3}AC - 3.050 \times 10^{-3}BC - 0.023A^2 - 0.013B^2 - 0.011C^2$$

由表 16-3 可以得到，变量模型 $P < 0.01$，回归模型差异极显著，回归方程失拟检验 $P = 0.8719 > 0.05$，不显著，$R^2 = 0.9618$，说明所得的回归方程有较好的准确度和可靠性，拟合度良好。方差分析结果表明，各因素对金丝桃苷提取量的影响程度大小依次为超声提取时间>液料比>超声提取温度（C > A > B），液料比和温度交互作用（AB）对提取量影响极显著，液料比和提取时间交互作用（AC）对提取量影响显著，各因素二次项对提取量影响均为极显著，说明各因素对金丝桃苷提取量的影响并非只是简单线性关系。

表 16-2　超声波法提取无梗五加果金丝桃苷响应面法设计与试验结果

试验号	因素（未编码值）			含量/(mg/g)
	液料比/(mL/g)	温度/℃	时间/min	
	A	B	C	
1	30	40	60	0.5872
2	40	40	50	0.5612
3	30	50	50	0.6117

续表

试验号	因素（未编码值）			含量/（mg/g）
	液料比/（mL/g）	温度/℃	时间/min	
	A	B	C	
4	20	60	50	0.5623
5	20	50	60	0.5654
6	20	40	50	0.5658
7	40	50	40	0.5649
8	30	60	40	0.5807
9	40	50	60	0.5891
10	30	50	50	0.6005
11	40	60	50	0.5867
12	30	50	50	0.6041
13	20	50	40	0.5633
14	30	60	60	0.5879
15	30	50	50	0.6074
16	30	50	50	0.6034
17	30	40	40	0.5678

表 16-3　　　　金丝桃苷提取回归模型显著性检验及方差分析

项目	平方和	自由度	均方差	F	P	显著性
模型	5.054×10^{-3}	9	5.616×10^{-4}	45.71	< 0.0001	**
A	2.543×10^{-4}	1	2.543×10^{-4}	20.69	0.0026	**
B	1.584×10^{-4}	1	1.584×10^{-4}	12.89	0.0088	**
C	3.498×10^{-4}	1	3.498×10^{-4}	28.47	0.0011	**
AB	2.103×10^{-4}	1	2.103×10^{-4}	17.11	0.0044	**
AC	1.221×10^{-4}	1	1.221×10^{-4}	9.94	0.0161	*
BC	3.721×10^{-5}	1	3.721×10^{-5}	3.03	0.1254	
A^2	2.290×10^{-3}	1	2.290×10^{-3}	186.42	< 0.0001	**
B^2	7.223×10^{-4}	1	7.223×10^{-4}	58.79	0.0001	**
C^2	5.494×10^{-4}	1	5.494×10^{-4}	44.72	0.0003	**
残差误差	8.600×10^{-5}	7	1.229×10^{-5}			
失拟	1.261×10^{-5}	3	4.204×10^{-5}	0.23	0.8719	

续表

项目	平方和	自由度	均方差	F	P	显著性
纯误差	$7.339×10^{-5}$	4	$1.835×10^{-5}$			
合计	$5.140×10^{-3}$	16				

$R^2 = 98.33\%$ $R^2_{预测} = 93.84\%$ $R^2_{调整} = 96.18\%$

注：* 在 0.05 水平显著；** 在 0.01 水平极显著。

2. 响应面等高线图分析

如图 16-5 所示，超声提取温度和时间对金丝桃苷提取量的影响受液料比交互作用的影响，当液料比较大时，金丝桃苷提取量随温度和时间的增加，上升趋势更加明显，当液料比较小时，则表现比较平缓。

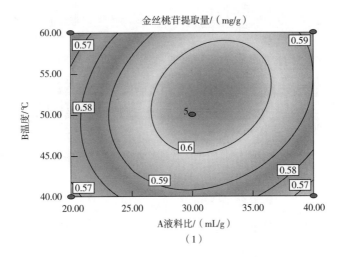

（1）

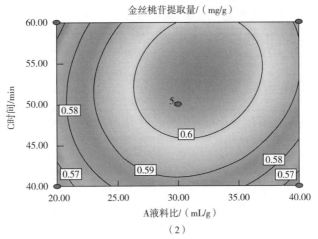

（2）

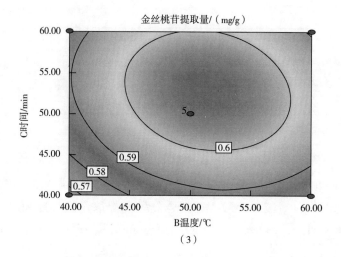

图16-5 液料比、温度与时间交互作用对金丝桃苷提取量的影响

（三）无梗五加果绿原酸提取响应面试验结果

1. 拟合模型的建立及方差分析

将试验结果进行方差分析（表16-4），以绿原酸提取量为响应值，进行回归拟合，得到回归方程如下：

$$Y = 1.18 - 4.350 \times 10^{-3}A + 1.225 \times 10^{-3}B + 6.525 \times 10^{-3}C - 2.400 \times 10^{-3}AB - 9.950 \times 10^{-3}AC - 8.800 \times 10^{-3}BC - 0.099A^2 - 0.11B^2 - 0.095C^2$$

如表16-5所示，变量模型 $P < 0.01$，回归模型差异极显著，回归方程失拟检验 $P = 0.5368 > 0.05$，不显著，$R^2 = 0.9978$，说明所得的回归方程有较好的准确度和可靠性，拟合度良好。方差分析结果表明，各因素对绿原酸提取量的影响程度大小依次为超声提取时间>液料比>超声提取温度（C > A > B），液料比和提取时间交互作用（AC）、提取温度和提取时间交互作用（BC）对提取量影响均极显著，各因素二次项对提取量影响均为极显著，说明各因素对绿原酸提取量的影响并非只是简单线性关系。

表16-4 超声波法提取无梗五加果绿原酸响应面法设计与试验结果

试验号	因素（未编码值）			含量/（mg/g）
	液料比/（mL/g）	温度/℃	时间/min	
	A	B	C	
1	40	50	40	0.9877
2	40	50	60	0.9789

续表

试验号	因素（未编码值）			含量/(mg/g)
	液料比/(mL/g)	温度/℃	时间/min	
	A	B	C	
3	30	50	50	1.1877
4	30	60	60	0.9807
5	30	40	40	0.9639
6	30	40	60	0.9965
7	30	50	50	1.1789
8	30	50	50	1.1833
9	30	60	40	0.9833
10	30	50	50	1.1884
11	40	40	50	0.9762
12	20	50	40	0.9812
13	40	60	50	0.9745
14	20	60	50	0.9833
15	30	50	50	1.1790
16	20	40	50	0.9754
17	20	50	60	1.0122

表 16-5　　　　　绿原酸提取回归模型显著性检验及方差分析

项目	平方和	自由度	均方差	F	P	显著性
模型	0.14	9	0.016	823.25	< 0.0001	**
A	1.514×10^{-4}	1	1.514×10^{-4}	7.81	0.0267	*
B	1.201×10^{-5}	1	1.201×10^{-5}	0.62	0.4572	
C	3.406×10^{-4}	1	3.406×10^{-4}	17.57	0.0041	**
AB	2.304×10^{-5}	1	2.304×10^{-5}	1.19	0.3118	
AC	3.960×10^{-4}	1	3.960×10^{-4}	20.42	0.0027	**
BC	3.098×10^{-4}	1	3.098×10^{-4}	15.98	0.0052	**
A^2	0.041	1	0.041	2111.46	< 0.0001	**
B^2	0.049	1	0.049	2509.81	< 0.0001	**
C^2	0.038	1	0.038	1953.91	< 0.0001	**
残差误差	1.357×10^{-4}	7	1.939×10^{-5}			
失拟	5.263×10^{-5}	3	1.754×10^{-5}	0.84	0.5368	

续表

项目	平方和	自由度	均方差	F	P	显著性
纯误差	8.309×10^{-5}	4	2.077×10^{-5}			
合计	0.14	16				

$$R^2 = 99.91\% \quad R^2_{预测} = 99.32\% \quad R^2_{调整} = 99.78\%$$

注：＊在 0.05 水平显著；＊＊在 0.01 水平极显著。

2. 响应面分析

如图 16-6 所示，提取时间对绿原酸提取量的影响受液料比和提取温度交互作用的影响。当液料比和提取温度较大时，绿原酸提取量随提取时间的延长先升高后下降的趋势更为明显。

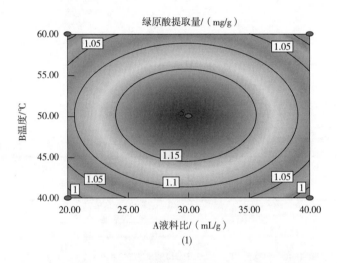

(1)

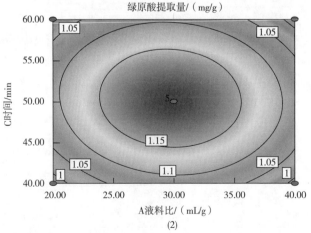

(2)

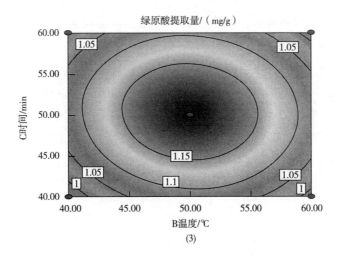

图 16-6 液料比、温度与时间交互作用对绿原酸提取量的影响

（四）无梗五加果金丝桃苷、绿原酸综合提取条件的确定

通过金丝桃苷提取量实验模型的响应面优化，得到金丝桃苷最佳提取条件为液料比 31.86mL/g、超声提取温度 51.85℃、超声提取时间 53.09min，此条件下理论上可以预测得到的最大提取量为 0.6074mg/g；通过绿原酸提取量实验模型的响应面优化，得到绿原酸最佳提取条件为液料比 29.76mL/g、超声提取温度 50.05℃、超声提取时间 50.35min，此条件下理论上可以预测的最大提取量为 1.1836mg/g。

综合二者的最佳提取条件，结合实际生产条件，确定从无梗五加果中提取金丝桃苷和绿原酸的最佳条件为：加入液料比为 30∶1（mL/g）的 90% 乙醇溶液，在功率 250W、温度 50℃下超声提取 50min，在此条件下进行 3 次平行提取实验，实际测得无梗五加果中金丝桃苷的提取量为 0.6054mg/g，达到理论预测最大值的 99.67%，绿原酸提取量为 1.1884mg/g，达到理论预测最大值的 100.41%，说明该条件可对无梗五加中金丝桃苷和绿原酸进行充分提取。

三、结论

本章所研究的单因素试验结果表明，随提取剂乙醇浓度、液料比、超声提取温度、超声提取时间增大，无梗五加中金丝桃苷和绿原酸的提取量变化均呈现出相同的变化趋势，其中，绿原酸的提取量明显大于金丝桃苷，说明无梗五加中绿原酸的含量高于金丝桃苷；随超声提取温度升高，二者提取量均呈现下降趋势，说明二者在高温条件下不稳定；随液料比和超声提取时间增大，绿原酸提取量下降趋势较金丝桃苷明显，说明前者更为不稳定。

响应面试验分析结果表明，二者提取量受各因素交互作用影响，综合二者的最佳提取条件，结合实际生产条件，确定从无梗五加果中综合提取金丝桃苷和绿原酸的最佳条件为液料比为 30∶1（mL/g）的 90%乙醇溶液在功率 250W、温度 50℃下超声提取 50min，该条件可实现无梗五加中这两种重要活性成分的充分提取。

第六篇
无梗五加果粉及泡腾片生产工艺

第十七章
无梗五加果粉生产工艺

第一节　概述

果蔬粉固体饮料具有体积小、质量轻、包装简单、方便携带、易于保持产品卫生的特点，适用众多果蔬原料，并且保持其原汁原味，具有优良的冲调特性，饮用便捷，居家旅行皆适宜。我国有着丰富的自然资源，固体饮料行业在国内外市场有着非常广阔的发展空间（周家华等，2009）。

随着人们对各种果蔬加工方法的探索和对各种具有果蔬风味的饮料或配料的需求，各种果蔬粉的加工方法不断推新优化，现有加工方法主要有热风干燥法、冷冻干燥法、微波真空干燥法、膨化干燥法、喷雾干燥法。其中，喷雾干燥法主要适用于液态和泥状物料的干燥，产品具有粉质细腻、溶解性好、营养成分损失率低、干燥时间短、效率高、可连续化生产等特点，在果蔬粉加工中占有重要地位。

第二节　喷雾干燥法生产无梗五加果粉工艺研究

一、材料与方法

（一）材料与试剂

无梗五加果，辽宁省丹东农业科学院。

果胶酶、可溶性淀粉、麦芽糊精、β-环糊精，均为食品级。

（二）主要设备

AL104 型电子分析天平，梅特勒-托利多仪器（上海）有限公司；DK-S26 型电热恒温水浴锅，上海精宏试验设备有限公司；JMD120 型胶体磨机，温州市成久包装机械有限公司；ST-06 型 300g 多功能粉碎机，永康市帅通工具有限公司；RE-52AA 旋转蒸发器、上海亚荣生化仪器厂；SHB-Ⅲ型循环水式多用真空泵、郑州长城科工贸有限公司；ME-WZB45 型便携式数码折射计、北京润恒奥仪器仪表设备有限公司；TDL-5000B 型离心机、上海安亭科学仪器厂；KQ-250DB 型数控超声波清洗器，昆山市超声仪器有限公司；7200 型可见分光光度计，尤尼柯（上海）有限公司；DZF-6050 型真空干燥箱，上海精宏试验设备有限公司；DHG-9070A 型鼓风干燥箱，上海精宏试验设备有限公司；SD-1500 试验型喷雾干燥机，上海沃迪科技有限公司；LC 1200 型液相色谱仪，安捷伦科技（中国）有限公司。

（三）试验方法

1. 无梗五加果粉加工工艺流程

（1）干果为原料制备无梗五加果粉工艺流程

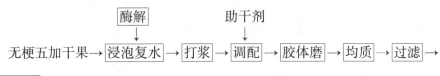

无梗五加干果→浸泡复水→打浆→调配→胶体磨→均质→过滤→喷雾干燥→无梗五加果粉

（2）鲜果为原料制备无梗五加果粉工艺流程

无梗五加鲜果→清洗→预热→酶解→打浆→粗滤→浓缩→调配→均质→喷雾干燥→无梗五加果粉

2. 料液准备

（1）干果法 称取无梗五加干果，加一定量水于80℃水浴复水2.5h，冷却到50℃，加入0.2%果胶酶，50℃水浴酶解1.5h（周剑忠等，2009）。趁热打浆，粗滤，加入助干剂调配，过胶体磨将物料细化，再进一步均质使物料颗粒细化，得到待喷雾干燥料液。

（2）鲜果法 挑选成熟无破损腐败的无梗五加鲜果，清洗，预热到50℃，加入0.2%果胶酶50℃水浴酶解1.5h，打浆，粗滤，加入助干剂调配后均质，得到待喷雾干燥料液。

3. 喷雾干燥

（1）助干剂的选择 喷雾前加入可溶性淀粉、麦芽糊精、β-环糊精为备选助干剂，无梗五加果固形物与备选助干剂的比例为8：2，进料浓度15%，进料温度 60℃，蠕动泵转速 350r/h，进风温度 170℃。喷雾干燥结束后，对喷头出现堵塞现象和集粉率进行分析选择。

（2）无梗五加果粉单因素试验

①无梗五加果固形物与助干剂比例及用量：喷雾前加入上述确定助干剂，无梗五加果固形物与备选助干剂的比例分别为 9∶1、8∶2、7∶3、6∶4、5∶5，进料浓度 15%，进风温度 170℃，出风温度 60℃，蠕动泵转速 350r/h。喷雾干燥结束后，收集果粉计算集粉率及溶解时间。

②进料浓度：喷雾前加入上述确定的助干剂及助干剂比例，进料浓度设为 11%、12%、13%、14%、15%，进风温度 170℃，出风温度 60℃，蠕动泵转速 350r/h，喷雾后收集果粉计算集粉率及溶解时间。

③进风温度：喷雾前加入上述确定的助干剂及助干剂比例、进料浓度，进风温度设定为 150℃、160℃、170℃、180℃、190℃，出风温度 60℃，蠕动泵转速 350r/h，喷雾后收集果粉计算集粉率及溶解时间。

④出风温度：喷雾前加入上述确定的助干剂及助干剂比例、进料浓度、进风温度，出风温度设定为 60℃、70℃、80℃、90℃、100℃，蠕动泵转速 350r/h，喷雾后收集果粉计算集粉率及溶解时间。

⑤蠕动泵转速：喷雾前加入上述确定的助干剂及助干剂比例、进料浓度、进风温度、出风温度，蠕动泵转速 320r/h、350r/h、375r/h、400r/h、425r/h，喷雾后收集果粉计算集粉率及溶解时间。

（3）无梗五加果粉正交试验法优化工艺参数　在进料浓度、进料温度、蠕动泵转速、进风温度中选取影响喷雾干燥果粉质量的主要因素，选择合适的因素水平，进一步通过正交试验，确定制备无梗五加果粉的工艺参数。

4. 产品品质评价

（1）感官指标

①形态：粉末状，粉体细腻，颗粒均匀，无结块现象。

②色泽：紫褐色。

③滋味与气味：具有无梗五加果特有的滋味及气味，适口，无异味。

④杂质：无正常视力可见的外来杂质。

（2）集粉率的测定

$$集粉率 = \frac{收集瓶中收集果粉的质量}{喷雾干燥前物料的固形物总质量} \times 100\% \qquad (17-1)$$

（3）含水量 取厚度不超过 10mm 的洁净玻璃或铝制的扁形称量瓶（加盖），精密称量后，瓶盖斜支于瓶边，一起置于 100~110℃ 干燥箱中，热风干燥 2~4h 后，把称量瓶盖盖好后取出，迅速放入干燥器中冷却 0.5h 以上取出迅速称重。然后再重复上述操作至前后两次质量差低于 2mg，即为恒重（GB 5009.3—2016《食品安全国家标准 食品中水分的测定》）。

$$X = \frac{m_1 - m_2}{m_1 - m_3} \times 100\%$$ (17-2)

式中 X——样品中水分的含量，g/100g；

m_1——称量瓶（加盖）和样品的质量，g；

m_2——称量瓶（加盖）和样品干燥后的质量，g；

m_3——称量瓶（加盖）的质量，g。

（4）溶解时间 精确 1.000g 干燥样品，倒入 50mL 干燥洁净的三角瓶中，加入 8mL 10℃冷蒸馏水，不断用玻璃棒进行搅拌，计时从倒入冷蒸馏水到果粉样品完全溶解所经历的时间（李光锋，2010）。

5. 统计分析方法

利用 SPSS19.0、Excel 软件进行分析；对多指标数据进行方差分析、Duncan 多重比较；正交试验利用线性回归方差分析对试验数据进行处理分析。

二、结果与分析

（一）助干剂的选择及无梗五加果固形物与其比例对产品品质的影响

1. 助干剂的选择

喷雾前向待喷雾干燥料液加入可溶性淀粉、麦芽糊精、β-环糊精为备选助干剂，无梗五加果固形物与备选助干剂的比例分别为 8:2，进料浓度 15%，进风温度 170℃，出风温度 60℃，蠕动泵转速 350r/h。喷雾干燥结束后，对喷头出现堵塞现象、黏壁现象和复水效果进行分析选择，结果见表 17-1 所示。三种助干剂中，可溶性淀粉充当助干剂时喷雾干燥的效果最差。选取可溶性淀粉充当助干剂效果不理想是由于可溶性淀粉有着较差的水溶性，与无梗五加果浆液混合所形成的物料是一种悬浊液状态，喷头雾化处理后淀粉颗粒形成大雾滴，而无梗五加果浆液形成小雾滴，从而造成喷雾时雾滴大小不均匀。无梗五加果浆液形成的小雾滴会在喷头附近形成负压区，导致其不断在喷头周围聚集并黏附在喷头上，极其容易堵塞喷头，与此同时大液滴还不能得到彻底的干燥，进而与干燥室的四周接触造成黏壁现象的发生；而 β-环糊精和麦芽糊精作为助干剂效果极好，它们有着极好的水溶性，形成雾滴均匀，不会造成喷头堵塞，并且干燥较为彻底且黏壁现象不严重，不仅如此它们还可以起到很好的包埋作用，成粉效果好（刘海燕等，2004）。试验表明，β-环糊精和麦芽糊精都可作为无梗五加果粉合适的助干剂，但由于 β-环糊精较麦芽糊精成本较高，最后确定选用麦芽糊精作为无梗五加果粉的助干剂。

表 17-1 助干剂对喷雾干燥效果的影响

助干剂种类	喷雾干燥效果			
	喷头	是否黏壁	复水速度	复水后风味
可溶性淀粉	易堵	少量	快速	有生粉味道
β-环糊精	不堵	轻微	快速	无异味
麦芽糊精	不堵	轻微	快速	无异味

2. 无梗五加果固形物与麦芽糊精比例对产品品质的影响

喷雾前加入助干剂麦芽糊精，无梗五加果固形物与麦芽糊精的比例分别为 9∶1、8∶2、7∶3、6∶4、5∶5，进料浓度 15%，进风温度 170℃，出风温度 60℃，蠕动泵转速 350r/h。喷雾干燥结束后，收集果粉计算集粉率及溶解时间。

如图 17-1 所示，无梗五加果粉的集粉率随助干剂的比例增加而变大，溶解时间越来越短。由于喷雾干燥料液中无梗五加果固形物含量相对变少使料液的黏度降低，黏壁现象减轻，故收集的果粉增加。为了保证无梗五加果粉的品质和风味并且喷雾效果，在助干剂比例为 5∶5 时果粉颜色特别浅（淡红色），超出了产品的可接受感官指标，故无梗五加果固形物与助干剂麦芽糊精比例 7∶3 应是最佳比例。

利用 SPSS19.0 将试验所得多指标数据进行统计学分析运算，结果见表 17-2 所示，助干剂添加比例对集粉率和溶解时间影响显著（Sig 为差异性显著的检验值，$Sig. < 0.001$ 或 $Sig. < 0.05$）。而当助干剂添加比例为 7∶3 与 6∶4 时溶剂时间相接近。综合分析，助干剂添加比例为 7∶3。

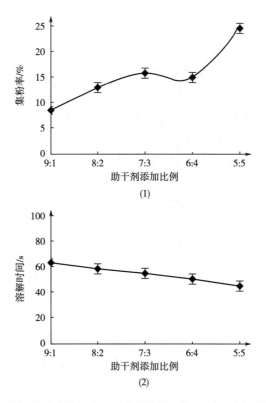

(1)

(2)

图 17-1　无梗五加果固形物与助干剂麦芽糊精比例对无梗五加果粉品质的影响

表 17-2　不同的助干剂麦芽糊精添加比例的方差分析和 Duncan 多重比较结果

助干剂麦芽糊精 添加比例		平方和	自由度	均方差	F	Sig.
	组间	419.544	4	104.886	552.032	0.000
集粉率	组内	1.900	10	0.190		
	总数	421.444	14			
	组间	642.000	4	160.500	29.722	0.000
溶解时间	组内	54.000	10	5.400		
	总数	696.000	14			

(二) 喷雾干燥单因素试验

1. 进料浓度对产品品质的影响

喷雾前加入助干剂麦芽糊精，助干剂添加比例为 7∶3，进料浓度设为 11%、12%、13%、14%、15%，进风温度 170℃，出风温度 60℃，蠕动泵转速350r/h，喷雾干燥结束后，收集果粉计算集粉率及溶解时间。

如图17-2所示，在一定范围内无梗五加果粉的集粉率随进料浓度的比例增加而变大，进料浓度超过14%集粉率骤降，溶解时间基本保持不变。进料浓度在13%~14%时，果粉集粉率高，喷雾效果好，除此之外喷雾效果均不佳。进料浓度低于13%，喷雾干燥时雾滴含水量高，水分在干燥室内不能完全干燥，会引起黏壁现象。料液的浓度超过14%，料液浓缩伴随着黏度也逐渐增加，不仅进料困难，还使得喷出的雾滴中的水分难以完全蒸发，黏附于干燥室四周，也会造成黏壁现象，而且在浓缩的过程中伴随着能量的消耗。故进料浓度13%为最佳比例。

利用SPSS19.0将试验所得多指标数据进行统计学分析运算，结果见表17-3所示。进料浓度对集粉率影响显著（$Sig. < 0.001$ 或 $Sig. < 0.05$），对溶解时间没有显著性差异（$Sig. = 0.586$）。综合分析，进料浓度为13%。

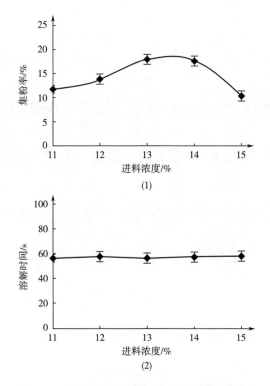

图17-2　进料浓度对无梗五加果粉品质的影响

表17-3　　　　不同的进料浓度的方差分析和 Duncan 多重比较结果

进料浓度		平方和	自由度	均方差	*F*	*Sig.*
集粉率	组间	148.764	4	37.191	133.781	0.000
	组内	2.780	10	0.278		
	总数	131.544	14			
溶解时间	组间	12.000	4	3.000	0.739	0.586
	组内	40.580	10	4.058		
	总数	52.580	14			

2. 进风温度对产品品质的影响

喷雾前加入助干剂麦芽糊精，助干剂添加比例为 7:3，进料浓度 13%，进风温度设定为 150℃、160℃、170℃、180℃、190℃，出风温度 60℃，蠕动泵转速 350r/h，喷雾后收集果粉计算集粉率及溶解时间。

如图 17-3 所示，无梗五加果粉的集粉率随进风温度的升高而变大，溶解时间越来越短。这主要是由于料液喷雾干燥时自喷头到干燥室四周干燥温度不同，干燥效果也不一样造成的。进风温度低导致雾滴干燥不完全，未完全干燥的雾滴接触干燥室四周的壁造成黏壁现象，越黏附越多，使收集的果粉量大大减少，出粉率低；进风温度高雾滴完全干燥，不易造成黏壁现象。而当进风温度超过 180℃，料液中的糖分发生焦糖化反应，产生焦煳味，掩盖了无梗五加果果香。进风温度越高，高温空气充分与雾化的料液接触后，干燥效果越好，所收集的果粉含水量越低，溶解时间越短。综上，进风温度 170℃ 为最佳工艺条件。

利用 SPSS19.0 将试验所得多指标数据进行统计学分析运算，结果见表 17-4。进风温度对集粉率和溶解时间影响显著（*Sig.* < 0.001 或 *Sig.* < 0.05）。进风温度 170℃ 与 180℃ 集粉率、溶解时间相接近，并且为了防止进风温度越高发生焦糖化反应的可能性越大的不利条件，进风温度选择为 170℃。

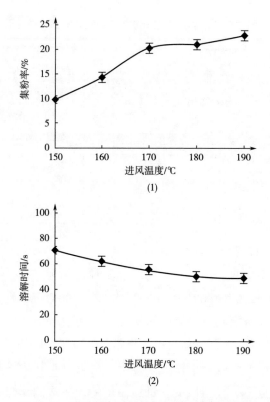

图 17-3　进风温度对无梗五加果粉品质的影响

表 17-4　　　不同的进风温度的方差分析和 Duncan 多重比较结果

进风温度		平方和	自由度	均方差	F	Sig.
集粉率	组间	368.580	4	92.145	177.886	0.000
	组内	5.180	10	0.518		
	总数	373.760	14			
溶解时间	组间	984.000	4	246.000	31.538	0.000
	组内	78.000	10	7.800		
	总数	1062.000	14			

3. 出风温度对产品品质的影响

喷雾前加入助干剂麦芽糊精，助干剂添加比例为 7∶3，进料浓度 13%，进风温度 170℃，出风温度设定为 60℃、70℃、80℃、90℃、100℃，蠕动泵转速 350r/h，喷雾后收集果粉计算集粉率及溶解时间。

如图 17-4 所示，无梗五加果粉集粉率、溶解时间在出风温度提高时基本

不变。利用 SPSS19.0 将试验所得多指标数据进行统计学分析运算，结果见表 17-5 所示。出风温度对集粉率、溶解时间均没有显著性差异（$Sig. = 0.661$、0.100）。所以出风温度不在正交试验考虑的因素范围内。

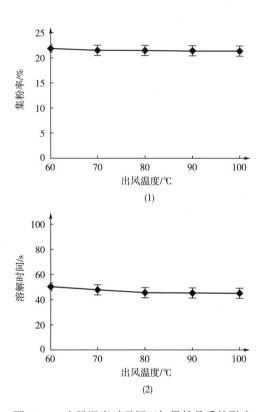

图 17-4 出风温度对无梗五加果粉品质的影响

表 17-5   不同的出风温度的方差分析和 Duncan 多重比较结果

出风温度		平方和	自由度	均方差	F	$Sig.$
	组间	0.576	4	0.144	0.615	0.661
集粉率	组内	2.340	10	0.234		
	总数	2.916	14			
	组间	56.400	4	14.100	2.611	0.100
溶解时间	组内	54.000	10	5.400		
	总数	110.400	14			

4. 蠕动泵转速对产品品质的影响

喷雾前加入上述确定的助干剂及助干剂比例、进料浓度、进风温度、出风温度，蠕动泵转速320r/h、350r/h、375r/h、400r/h、425r/h，喷雾后收集果粉计算集粉率及溶解时间。

如图17-5所示，无梗五加果粉的集粉率随蠕动泵转速变大而减少，溶解时间越来越长。这主要是由于蠕动泵转速过快，物料雾滴过大，不能完全干燥，造成黏壁现象，甚至有流汤状态。由于进料太快，容易导致不能彻底干燥，使产品所含水分较多，溶解速度慢溶解时间长。而雾滴太小时，一些小雾滴被形成的负压区的压力带起不能由喷头处向下运动慢慢积聚黏附，造成喷头堵塞的概率增大。故此蠕动泵转速为350r/h应是最佳工艺条件。利用SPSS19.0将试验所得多指标数据进行统计学分析运算，结果见表17-6所示。进风温度对集粉率和溶解时间影响显著（$Sig. < 0.001$ 或 $Sig. < 0.05$）。综合分析，蠕动泵转速为350r/h。

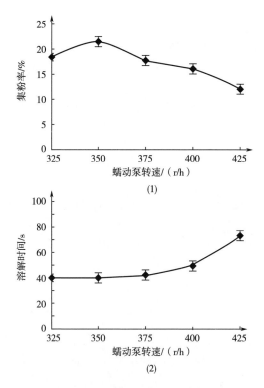

图17-5　蠕动泵转速对无梗五加果粉品质的影响

表 17-6   不同的蠕动泵转速的方差分析和 Duncan 多重比较结果

进风温度		平方和	自由度	均方差	F	Sig.
	组间	138.864	4	34.716	49.453	0.000
集粉率	组内	7.020	10	0.702		
	总数	145.884	14			
	组间	2222.400	4	555.600	102.889	0.000
溶解时间	组内	54.000	10	5.400		
	总数	2276.400	14			

(三) 喷雾干燥正交试验

1. 正交试验方案设计及结果

通过单因素试验可以看出，进料浓度、进风温度、蠕动泵转速这 3 个因素显著影响产品集粉率或溶解时间，因此采用 $L_9(3^3)$ 正交试验来进一步确定喷雾干燥法加工无梗五加果粉的工艺参数。因素选取方案见表 17-7。试验结果见表 17-8。试验以喷雾干燥后的集粉率和溶解时间为评价指标，优化无梗五加果粉喷雾干燥的工艺参数。

表 17-7 $L_9(3^3)$ 正交试验因素水平表

水平	因素		
	进料浓度/% X_1	进风温度/℃ X_2	蠕动泵转速/(r/h) X_3
1	12	160	325
2	13	170	350
3	14	180	375

表 17-8   正交试验结果

试验号	进料浓度 X_1 /%	进风温度 X_2 /℃	蠕动泵转速 X_3 /(r/h)	集粉率 Y_1 /%	溶解时间 Y_2 /s
1	12	160	325	10.83	60.0
2	12	170	350	13.50	54.0
3	12	180	375	19.70	42.3
4	13	160	375	11.43	65
5	13	170	325	18.30	48.0
6	13	180	350	21.43	40.3

续表

试验号	进料浓度 X_1 /%	进风温度 X_2 /℃	蠕动泵转速 X_3 /(r/h)	集粉率 Y_1 /%	溶解时间 Y_2 /s
7	14	160	350	15.40	62.0
8	14	170	375	17.60	58.0
9	14	180	325	24.83	38.3

2. 回归方程及其参数分析

使用 SPSS19.0 软件对试验数据（表）进行多元回归分析（表 17-9），分别获得进料浓度（X_1）、进风温度（X_2）、蠕动泵转速（X_3）、集粉率（Y_1）、溶解时间（Y_2）的线性回归方程：

$$Y_1 = 4.712 + 2.300X_1 + 4.717X_2 - 0.872X_3 \quad (R^2 = 0.975)$$

$$Y_2 = 67.022 + 0.333X_1 - 11.017X_2 + 3.167X_3 \quad (R^2 = 0.977)$$

通过分析回归系数可知，各回归方程的决定系数（R^2）值均大于 0.7，说明这 2 个回归模型拟合性较好。影响产品集粉率的最主要因素为 X_2 进风温度，其次为 X_1 进料浓度和 X_3 蠕动泵转速，即 $X_2 > X_1 > X_3$，其中 X_1 影响显著，X_3 影响不显著；影响产品溶解时间的最主要因素为 X_2 进风温度，其次为 X_3 蠕动泵转速和 X_1 进料浓度，即 $X_2 > X_3 > X_1$，其中 X_3 影响显著，X_1 影响不显著。

表 17-9   正交试验线性回归方差分析表

模型	集粉率 Y_1			溶解时间 Y_2		
	B	平方和	$Sig.$	B	平方和	$Sig.$
（常量）	4.712		0.018	67.022		0.000
X_1	2.300		0.002	0.333		0.690
X_2	4.717		0.000	-11.017		0.000
X_3	-0.872		0.072	3.167		0.010
回归		169.780	0.000ª		789.035	0.000ª
残差		4.397			18.634	
总计		174.178			807.669	
R^2		0.975			0.977	

注：预测变量：（常量），X_3，X_2，X_1。

3. 验证试验

由于单因素试验中得出的最佳工艺条件进料浓度 13%、进风温度 170℃、蠕动泵转速 350r/h，即 $A_2B_2C_2$ 未在正交试验表中。而正交试验表中得出产品质量最好的一组：进料浓度 14%、进风温度 180℃、蠕动泵转速 325r/h，即 $A_3B_3C_1$，制得的产品集粉率为 24.83%、溶解时间为 38.3s。故需要做验证试验加以确定最佳工艺条件。

如图 17-6 所示，$A_3B_3C_1$ 条件下的集粉率比 $A_2B_2C_2$ 高，且溶解时间短。虽然在 $A_3B_3C_1$ 条件下，入料浓度比 $A_2B_2C_2$ 的稍高，浓缩时需要多消耗能量，进风温度略高，多耗费一些能量，但出粉率高出将近 3%，大大提高了生产效率。综合经济效益分析，$A_3B_3C_1$ 即入料浓度 14%、进风温度 180℃、蠕动泵转速 325r/h 为最佳工艺条件。

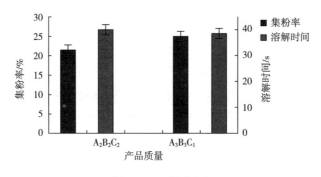

图 17-6 验证试验

三、结论

根据物料的进料浓度、进风温度、蠕动泵转速 3 个因素对产品质量影响的单因素试验及 Duncan 分析结果显示，在所设定的因素和水平下，物料进料浓度、进风温度和蠕动泵转速这 3 个因素对产品质量均有一定的影响。最佳工艺条件为：进料浓度 13%、进风温度 170℃、蠕动泵转速 350r/h。

一次回归正交试验结果表明，物料进料浓度、进风温度、蠕动泵转速对产品集粉率、溶解时间均有影响：对集粉率影响的顺序为进风温度>进料浓度>蠕动泵转速，其中进风温度和进料浓度影响显著，蠕动泵转速影响不显著；对溶解时间的影响顺序为进风温度>蠕动泵转速>进料浓度，其中进风温度和蠕动泵转速影响显著，进料浓度影响不显著。

最终产品加工最优工艺条件为：助干剂选取麦芽糊精，其添加比例为 7：3，进料浓度为 14%，进风温度为 180℃，出风温度 60℃，蠕动泵转速 325r/h。

第三节　不同干燥方法制粉对无梗五加果粉产品品质的影响

一、材料与方法

(一) 材料与试剂

同本章第二节。

(二) 主要设备

同本章第二节。

(三) 试验方法

1. 不同干燥技术生产无梗五加果粉

(1) 热风干燥法制粉　定量称取 20.0g 无梗五加干果，酶解后的物料打浆破碎，胶体磨细化处理，滤布过滤后溶液可溶性固形物质量含量达到 8%，调配加入助干剂麦芽糊精，旋转蒸发料液使其黏稠，进料质量浓度为 45%，倒入烘盘里进行热风干燥，干燥条件为：热风温度 80℃，干燥时间 8h，干燥后用 280000r/min 的固体粉碎机粉碎制粉，称重计算得率，测含水量、溶解时间及感官评价其品质。

(2) 真空干燥法制粉　定量称取 20.0g 无梗五加干果，酶解后的物料打浆破碎，胶体磨细化处理，滤布过滤后溶液可溶性固形物质量含量达到 8%，调配加入助干剂麦芽糊精，旋转蒸发料液使其黏稠，进料质量浓度为 45%，倒入烘盘里进行真空干燥，干燥条件为：真空度 0.08MPa，热风温度 45℃，干燥时间 5h，干燥后用 280000r/min 的固体粉碎机粉碎制粉，称重计算得率，测含水量、溶解时间及感官评价其品质。

(3) 喷雾干燥法制粉　定量称取 20.0g 无梗五加干果，酶解后的物料打浆破碎，胶体磨细化处理，滤布过滤后溶液可溶性固形物质量含量达到 8%，调配加入助干剂麦芽糊精，旋转蒸发料液使其黏稠，无梗五加果可溶性固形物与麦芽糊精质量添加比例为 7:3，进料浓度为 14%，进风温度定为 180℃，出风温度 60℃，蠕动泵转速 325r/h。

2. 产品品质评价

(1) 感官指标、集粉率、含水量、溶解时间的测定　方法见本章第二节。

（2）绿原酸、金丝桃苷含量测定　进样液的处理：精密称取 2.000g 样品，按料液比 1∶30（g/mL）加入 90% 乙醇，在温度为 50℃、提取功率 70W 条件下超声提取 50min，离心取上清液，经旋转蒸发浓缩至干，以 90% 乙醇溶液定容至 10mL→过 0.45μm 滤膜→备用。

高效液相色谱分析条件：TopsilTM 拓谱 C_{18} 色谱柱，进样量 10μL，流速 1.0mL/min，检测波长 360nm，流动相为乙腈（A）-1mL/L 甲酸水溶液（B），梯度洗脱条件为：

1~10min，体积分数 10%~15%A；

10~30min，体积分数 15%~18%A；

30~40min，体积分数 18%~23%A；

40~50min，体积分数 23%~25%A；

50~60min，体积分数 25%~40%A；

60~65min，体积分数 40%~10%A。

绘制标准品的峰面积-含量标准曲线，通过所得峰面积计算功效物质含量。

3. 统计分析方法

利用 SPSS19.0、Excel 软件进行分析；对多指标数据进行方差分析、Duncan 多重比较；正交试验利用线性回归方差分析对试验数据进行处理分析。

二、结果与分析

（一）不同干燥方法制粉品质比较

对比热风干燥法、真空干燥法、喷雾干燥法制得的无梗五加果粉，产品品质见表 17-10。

表 17-10　　　　　不同干燥方式制得的无梗五加果粉的品质

干燥方式	得率/%	含水量/%	溶解时间/s	感官评价
热风干燥	20.98±0.32	4.03±0.15	84.0±4.3	深紫红色，粉质粗糙，有些许焦煳味
真空干燥	17.23±0.48	4.89±0.17	65.3±3.0	深红棕色，粉质粗糙，有无梗五加果独有香气
喷雾干燥	24.83±0.19	3.59±0.29	38.3±1.3	红棕色，粉质极其细腻，有无梗五加果独有香气

如表 17-10 所示，三种不同干燥方式对产品的品质影响均不相同。得率由高到低分别是喷雾干燥法、热风干燥法、真空干燥法。由于热风干燥和真空干燥时含水量略高，会黏附于烘盘上，粉碎制粉时也会有所损失，故得率略低。溶解时间由短到长分别是喷雾干燥、真空干燥、热风干燥，原因主要是喷雾干燥后的果粉颗粒小而且颗粒间孔隙较大、结构松散有利于亲水基对水吸附溶解（王储炎等 2013）。而热风干燥法制的果粉则颗粒致密聚集，完全溶解则需要较长的时间，真空干燥法制粉颗粒较热风干燥法强。由于热风干燥法和真空干燥法制粉均需要较长时间，对呈色物质破坏大，产品色泽较深，尤其是热风干燥法制粉温度较高，产生些许焦煳味对产品品质影响很大。无梗五加果热风干燥时芳香物质容易挥发，使加工的无梗五加果粉不具有其固有的色、香、味。喷雾干燥法制粉时料液瞬间雾化，与热空气接触时间短，有利于保持无梗五加果鲜艳色泽和固有风味。

（二）不同干燥方法制粉绿原酸和金丝桃苷含量的测定结果

无梗五加果中含有丰富的绿原酸和金丝桃苷，据国内外学者进行动物实验结果表明，绿原酸具有广泛的抗菌作用，临床上用于治疗各种急性细菌性感染疾病及放射治疗、化学治疗所致的白细胞减少症；金丝桃苷具有显著的局部镇痛作用，其镇痛效果弱于吗啡，强于阿司匹林，并且没有依赖性，同时金丝桃苷对心肌缺血再灌，脑缺血再灌，脑梗死都显示良好的保护作用，故对这两个功效成分进行测定。

1. 标准曲线的绘制

（1）绿原酸标准曲线的绘制　以标准品溶液质量浓度 x（mg/L）为横坐标，峰面积积分总值 y 为纵坐标，绘制绿原酸标准曲线（图 17-7）。

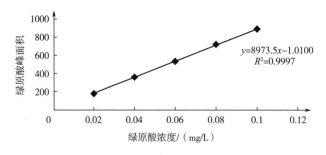

图 17-7　标准回归曲线方程图

如图 17-7 所示，绿原酸含量测定的回归方程为 $y = 8973.5x - 1.0100$，$R^2 = 0.9997$。在绿原酸质量浓度在 $0.02 \sim 0.10$mg/L 呈回归性良好的线性关系。

（2）金丝桃苷标准曲线的绘制

由图 17-8 可知，金丝桃苷含量测定的回归方程为 $y = 13587x + 162.12$，$R^2 = 0.9992$。在金丝桃苷浓度在 $0.04 \sim 0.20$mg/L 呈回归性良好的线性关系。

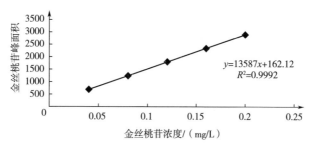

图 17-8　标准回归曲线方程图

2. 不同干燥方法制粉绿原酸和金丝桃苷含量的测定结果

如表 17-11 所示，喷雾干燥法制得的果粉中绿原酸和金丝桃苷的含量最高，分别为 0.6662mg/g 和 0.3626mg/g，真空干燥法制得的果粉中两种物质含量居中，而热风干燥法制得的果粉中绿原酸和金丝桃苷的含量最低。

表 17-11　　不同干燥方式制得的果粉绿原酸和金丝桃苷的含量

果粉的干燥方式	绿原酸含量/（mg/g）	金丝桃苷含量/（mg/g）
热风干燥	0.5832	0.0620
真空干燥	0.6035	0.2467
喷雾干燥	0.6662	0.3626

三、结论

采用热风干燥法、真空干燥法、喷雾干燥法制备无梗五加果粉，以喷雾干燥法制备果粉得率最高，果粉含水量低、溶解时间短，粉质细腻，更好地保留了鲜果所具有的颜色和独有的香气。喷雾干燥法制得的无梗五加果粉中绿原酸和金丝桃苷两种活性物质的含量较其他两种方法高。热风干燥法所得果粉品质最差，真空干燥法居中。

第四节　无梗五加果粉稳定性研究

果粉吸潮会导致粉质流动性、溶解性等物理性状发生改变，甚至结块。温度也会影响产品的贮藏，导致果粉发生氧化、退白等现象。加速试验是在超常规贮藏条件下进行的，模拟贮藏、运输期间可能发生的高温度、高湿度、强光照、连续震动等不同条件以考察有完整良好包装的产品的稳定性，极大地缩短了产品稳定性、货架期的判定时间，能够科学地预测出产品的稳定性、贮藏期（霍秀敏 2007）。

本文采用加速试验中的温度加速试验法、湿度加速试验法来研究无梗五加果粉的稳定性。

一、材料与方法

（一）材料

无梗五加果粉，按本章第二节优化喷雾干燥工艺参数制得。

（二）主要设备

AL104 型电子分析天平，梅特勒-托利多仪器（上海）有限公司；DHG-9070A 型鼓风干燥箱，上海精宏试验设备有限公司。

（三）试验方法

1. 无梗五加果粉的稳定性

随机抽取塑封包装好的无梗五加果粉样品，在温度（40±2）℃、相对湿度 80%±5% 的条件下，恒温恒湿放置 3 个月，分别在开始、第 1 个月、第 2 个月、第 3 个月时各随机取样一次，通过理化指标进行检测后，进行科学的统计学分析，以研究无梗五加果粉的稳定性。

2. 产品品质测定

（1）感官指标　无梗五加果粉感官指标评定，见本章第二节试验方法 4。

（2）理化指标的测定

①含水量的测定：详见本章第二节试验方法 4。

②溶解时间的测定：详见本章第二节试验方法 4。

二、结果与分析

如表 17-12 所示，经过 3 个月的加速试验，3 批无梗五加果粉产品的性状基本没有改变，含水量低于4%，符合果粉的产品质量要求；溶解时间均不超过1min，冲调性良好。

表 17-12　　　　　　　　　　　无梗五加果粉温度湿度加速试验结果

批号	时间/月	性状	含水量/%	溶解时间/s
20141013	0	红棕色，极其细腻	3.51	41
	1	颜色大体不变，粉质基本不变	3.48	40
	2	颜色大体不变，粉质基本不变	3.82	45
	3	颜色大体不变，粉质基本不变	3.91	56
20141014	0	红棕色，极其细腻	3.82	39
	1	颜色大体不变，粉质基本不变	3.85	42
	2	颜色大体不变，粉质基本不变	3.93	47
	3	颜色大体不变，粉质基本不变	3.91	54
20141015	0	红棕色，极其细腻	3.47	39
	1	颜色大体不变，粉质基本不变	3.45	39
	2	颜色大体不变，粉质基本不变	3.71	50
	3	颜色大体不变，粉质有微粒状	3.87	58

三、结论

经过3个月的加速试验，3批无梗五加果粉均符合产品要求。

第十八章
无梗五加泡腾片生产工艺

第一节　概述

泡腾片是指将指定有效物质的固体颗粒或粉末与崩解剂以及其他辅料混合后压片制成的片剂。崩解剂由酸源和 CO_2 源组成，当未食用时，崩解剂彼此呈固态均匀混合并不会发生反应；当食用时，崩解剂遇水溶液会发生酸碱中和反应释放出 CO_2，该反应会使得片剂崩解和分散极为迅速（赵存梅等，2007）。近些年，泡腾片技术逐渐应用于食品固体饮料生产中，如山楂泡腾片。果蔬泡腾片具有水果、蔬菜独有的口味，由于其在冷水中即可迅速崩解，使入口时有汽水般的美感，同时具有携带和服用方便的优点而倍受各个年龄段人士的青睐。现有制备方法包括普通制备法和新型制备法。

第二节　无梗五加泡腾片工艺参数的优化

一、材料与方法

（一）材料与试剂

无梗五加果粉，按第十三章喷雾干燥法优化工艺参数制备。

柠檬酸、酒石酸、苹果酸、碳酸氢钠、碳酸钠、葡萄糖、麦芽糖、木糖醇、蔗糖、无水乙醇、PEG6000、安赛蜜，均为食品级。

（二）主要设备

AL104 型电子分析天平，梅特勒-托利多仪器（上海）有限公司；PHS-3C 型精密 pH 计，上海仪电科学股份有限公司；DF-4 型压片机，天津港东科技发展股份有限公司；CT3 型质构仪，美国 Brookfield 公司。

（三）试验方法

1. 泡腾片制作工艺流程

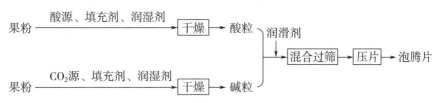

2. 操作要点

（1）称取原料 按一定质量比称取各原料。

（2）制粒 酸碱分别制粒，酸源、CO_2源分别与无梗五加果粉、填充剂并加入润湿剂混合，过80目筛，60℃下干燥后过20目整粒。

（3）压片 酸碱粒混合，并加入一定量的润滑剂，进行压片，压片压力为5MPa。

（4）检验 对无梗五加果泡腾片的硬度、产气量、崩解时限、pH等质量指标进行检测。

3. 辅料的选择

（1）润湿剂的选择 选定果粉占30%，总酸碱40%，酸碱摩尔比为1:1的柠檬酸和碳酸钠，填充剂葡萄糖占30%，分别以去离子水和无水乙醇为润湿剂，60℃干燥制酸碱粒，加入2%的润滑剂PEG6000后5MPa压片，对产品进行感官评价。

（2）酸源的选择 选定果粉占30%，总酸碱40%，酸碱摩尔比为1:1，CO_2源为碳酸钠，酸源分别为柠檬酸、酒石酸、苹果酸，填充剂葡萄糖占30%，以去离子水为润湿剂，60℃干燥制酸碱粒，加入2%的润滑剂PEG6000后5MPa压片，对产品进行感官评价。

（3）CO_2源的选择 选定果粉占30%，总酸碱40%，酸碱摩尔比为1:1，酸源为柠檬酸，CO_2源分别为碳酸钠、碳酸氢钠，填充剂葡萄糖占30%，以去离子水为润湿剂，60℃干燥制酸碱粒，加入2%的润滑剂PEG6000后5MPa压片，对产品进行感官评价。

（4）酸碱的比例 选定果粉占30%，总酸碱40%，酸源为柠檬酸，CO_2源碳酸氢钠，酸碱摩尔比为1:1、1:1.5、1:2、1:2.5、1:3、1:3.5、1:4、1:4.5，填充剂葡萄糖占30%，以去离子水为润湿剂，60℃干燥制酸碱粒，加入2%的润滑剂PEG 6000后5MPa压片，测定产品的产气量。

（5）填充剂的选择　选定果粉为30%，总酸碱40%按上述确定好的酸碱摩尔比的柠檬酸和碳酸氢钠，填充剂为30%，分别选取葡萄糖、麦芽糖、木糖醇、蔗糖为填充剂，以去离子水为润湿剂，60℃干燥制酸碱粒，加入2%的润滑剂PEG6000后5MPa压片，对产品进行硬度测定。

（6）润滑剂的选择　聚乙二醇加入到泡腾片中压片后片剂的润滑效果好，具有很好的水溶性，又可有效地防止片剂之间、片剂与包装的黏连，对加工脱片也是有极大帮助的。因此，本试验选择聚乙二醇6000，即PEG6000为润滑剂（田秀峰等，2004）。GB 2760—2014《食品安全国家标准　食品添加剂使用标准》规定其最大使用量按生产需要适量使用。

4. 产品配比的优化

（1）果粉的含量比例　选定果粉分别占20%、25%、30%、35%、40%，总酸碱40%，填充剂占30%，以去离子水为润湿剂，60℃干燥制酸碱粒，加入2%的润滑剂PEG6000后5MPa压片，对泡腾片产品的硬度、崩解时限、产气量等进行测定。

（2）总酸碱的含量比例　果粉含量所占的比例按上述确定下来的数据，总酸碱分别为40%、45%、50%、55%、60%，填充剂占30%，以去离子水为润湿剂，60℃干燥制酸碱粒，加入2%的润滑剂PEG6000后5MPa压片，对泡腾片产品的硬度、崩解时限、产气量等进行测定。

（3）填充剂的含量比例　按上述确定下来的果粉含量、总酸碱含量，填充剂分别占20%、25%、30%、35%、40%，以去离子水为润湿剂，60℃干燥制酸碱粒，加入2%的润滑剂PEG6000后5MPa压片，对泡腾片产品的硬度、崩解时限、产气量等进行测定。

（4）润滑剂的含量比例　按上述确定下来的果粉含量、总酸碱含量、填充剂含量，以去离子水为润湿剂，60℃干燥制酸碱粒，分别加入1%、1.5%、2%、2.5%、3%的润滑剂PEG6000后5MPa压片，对泡腾片产品的硬度、崩解时限、产气量等进行测定。

（5）原辅料配比的优化　通过原辅料配比的单因素试验确定对产品品质主要影响配料因子，通过正交试验对其交互作用的分析，优化无梗五加果泡腾片的原辅料配比。

5. 产品品质测定

（1）感官指标　本品为红褐色或浅红褐色，片剂外观应完整光洁，色泽均匀，有适宜的硬度和耐磨性；汤液紫红色或褐色，清澈无沉淀，有无梗五加果气独有口味和香气。

（2）崩解时限的测定 取 1 片样品放置于 100mL 烧杯中，加入 50mL 45～55℃热水，期间有大量气泡放出，当不产生气体且片剂完全溶解或分散于水中，无聚集颗粒、残渣剩留时即为计时终点，这一过程经历的时间即为崩解时限。按崩解时限检查法检验，取样品 6 片完成检查，各片应均在 5min 内崩解。

（3）pH 值的测定 取 1 片样品，使泡腾分散于 20℃、50mL 去离子水中，pH 仪测定汤液的 pH 值。

（4）产气量的测定 取 1 片样品，放入到含 50mL 45～55℃热蒸馏水的带有导管的具塞三角烧瓶中，立即堵住胶塞将崩解产生的气体全部导入到倒立充满水的量筒之中，至泡腾片片剂不再产生气体时，记录量筒中排出水的气体的体积，即为泡腾片的产气量。

（5）硬度的测定 采用圆柱形测试 TA3/100 探头，TA-RT-KI 夹具，通过 TPA 试验模式（孙彩玲，2007），取完整平整均匀无梗五加果泡腾片进行质构测定。具体测试条件见表 18-1。

表 18-1 TPA 测试条件

试验条件	初试速度/（mm/s）	试验速度/（mm/s）	保持速度/（mm/s）	距离/mm	测试压力/N	时间/s
参数	2	0.5	0.5	4	0.07	10

6. 统计分析方法

利用 SPSS19.0、Excel 软件进行分析；对多指标数据进行方差分析、Duncan 多重比较；正交试验利用线性回归方差分析对试验数据进行处理分析。

二、结果与分析

（一）辅料的选择

1. 润湿剂的选择

选定果粉占 30%，总酸碱 40%，酸碱摩尔比为 1∶1 的柠檬酸和碳酸钠，填充剂葡萄糖占 30%，分别以去离子水和无水乙醇为润湿剂，60℃干燥制酸碱粒，加入 2% 的润滑剂 PEG6000 后 5MPa 压片，对产品进行感官评价（图

18-1）。二者在冲泡时均产生大量气泡，带有些许甜味且具有无梗五加果独有风味、香气。无水乙醇为润湿剂的汤色为黑绿色，去离子水的为浅红棕色。墨绿色与产品标准有着非常显著的差异，使用者难以接受，故选择去离子水为润湿剂。

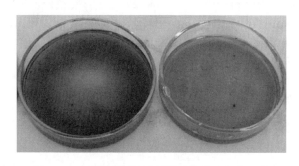

图18-1 不同的润湿剂制得的泡腾片汤色比较

2. 酸源的选择

选定果粉占30%，总酸碱40%，酸碱摩尔比为1∶1，CO_2源为碳酸钠，酸源分别为柠檬酸、酒石酸、苹果酸，填充剂葡萄糖占30%，以去离子水为润湿剂，60℃干燥制酸碱粒，加入2%的润滑剂PEG6000后5MPa压片，对产品进行感官评价（图18-2）。三者在冲泡时均产生大量气泡，柠檬酸、酒石酸为酸源的有些许甜味，苹果酸为酸源的带有一丝酸味，均有无梗五加果独有风味、香气。酸源为酒石酸的汤色为棕黑色，苹果酸的汤色为浅橙红色，柠檬酸的汤色为浅红棕色。墨绿色、浅橙红色与产品标准有着显著的差异，食用者难以接受，故综上选择柠檬酸为酸剂。

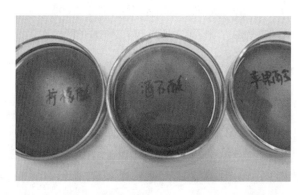

图18-2 不同的酸源制得的泡腾片汤色比较（从左到右分别为柠檬酸、酒石酸、苹果酸）

3. CO_2源的选择

选定果粉占30%，总酸碱40%，酸碱摩尔比为1∶1，酸源为柠檬酸，CO_2源分别为碳酸钠、碳酸氢钠，填充剂葡萄糖占30%，以去离子水为润湿剂，60℃干燥制酸碱粒，加入2%的润滑剂PEG6000后5MPa压片，对产品进行感官评价（图18-3）。二者在冲泡时均产生大量气泡，带有些许甜味并且有无梗五加果独有风味、香气。但以碳酸氢钠为CO_2源的红棕色汤色要比以碳酸钠为CO_2源的浅红棕色汤色更符合产品汤色要求更为诱人，故选择碳酸氢钠为CO_2源。

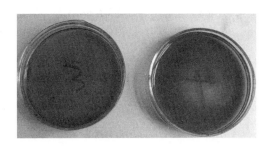

图18-3 不同的CO_2源制得的无梗五加果泡腾片汤色比较

4. 酸碱的比例

选定果粉占30%，总酸碱40%，酸源为柠檬酸，CO_2源碳酸氢钠，酸碱其摩尔比为1∶1、1∶1.5、1∶2、1∶2.5、1∶3、1∶3.5、1∶4、1∶4.5，填充剂葡萄糖占30%，以去离子水为润湿剂，60℃干燥制酸碱粒，加入2%的润滑剂PEG6000后5MPa压片，测定产品的产气量。如表18-2所示，当酸碱摩尔比为1∶2.5时，产气量最大，且pH符合产品要求，故选择柠檬酸与碳酸氢钠摩尔比为1∶2.5。

表 18-2 不同酸碱比制得的无梗五加果泡腾片的产品品质

柠檬酸与碳酸氢钠摩尔比	柠檬酸/g	碳酸氢钠/g	产气量/mL	pH
1∶1	0.835	0.365	10.67	4.25
1∶1.5	0.725	0.475	12.33	4.75
1∶2	0.640	0.560	17.00	5.20
1∶2.5	0.573	0.627	17.33	6.21
1∶3	0.519	0.681	16.67	6.29

续表

柠檬酸与碳酸 氢钠摩尔比	柠檬酸/g	碳酸氢钠/g	产气量/mL	pH
1∶3.5	0.474	0.726	14.33	6.45
1∶4	0.436	0.764	12.17	6.53
1∶4.5	0.404	0.796	9.17	6.68

5. 填充剂的选择

选定果粉为30%，总酸碱40%按上述确定好的酸碱摩尔质量比1∶2.5的柠檬酸和碳酸氢钠，填充剂为30%，分别选取葡萄糖、麦芽糖、木糖醇、蔗糖为填充剂，以去离子水为润湿剂，60℃干燥制酸碱粒，加入2%的润滑剂PEG6000后5MPa压片，对产品进行硬度测定。

如图18-4所示，以木糖醇作为填充剂的硬度最大，比较符合产品要求，而且木糖醇是一种具有营养价值的特殊甜味剂，不致龋，适合糖尿病使用。故选择木糖醇为填充剂。

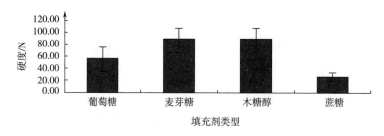

图18-4 不同的填充剂制得的无梗五加果泡腾片硬度比较

6. 润滑剂的选择

聚乙二醇加入到泡腾片中压片后片剂的润滑效果好，具有很好的水溶性又可有效地防止片剂之间、片剂与包装的黏连，对加工脱片也是有极大帮助的。因此，本试验选择聚乙二醇6000，即PEG6000为润滑剂。

（二）产品原辅料用量单因素试验

1. 果粉的含量比例

选定果粉分别占20%、25%、30%、35%、40%，总酸碱40%，填充剂占30%，以去离子水为润湿剂，60℃干燥制酸碱粒，加入2%的润滑剂PEG6000后5MPa压片，测定泡腾片产品的硬度、产气量、崩解时限试验结果见图18-5。

　　如图18-5所示，产品硬度在果粉添加比例增加时基本不变。速溶粉添加在一定比例范围内，随着果粉含量增加，酸含量会升高，使酸碱反应彻底，产气量增加，但果粉含量过高，则会导致总酸碱含量下降，使产气量减少。当果粉添加比例为30%时，产气量达到最大值17.3mL，之后产气量随着果粉添加比例增加而下降。崩解时限则是随着果粉添加的增加而呈上升趋势，崩解时限越来越慢。利用SPSS19.0将试验所得多指标数据进行统计学分析运算，结果见表18-3所示。果粉添加量对产气量和崩解时限影响显著（Sig. < 0.001 或 Sig. < 0.05）；对硬度没有显著性影响（Sig. = 0.960）。当果粉含量为30%时崩解时限小于3min，当果粉含量在40%~50%崩解时限接近3min。综合分析，选择果粉添加量为30%。

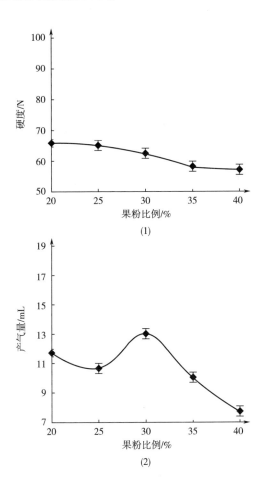

(1)

(2)

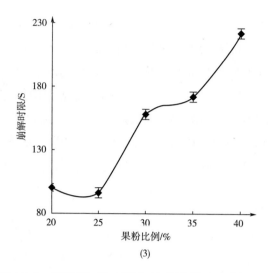

(3)

图 18-5　果粉添加量对无梗五加果泡腾片品质的影响

表 18-3　　不同的果粉添加量的方差分析和 Duncan 多重比较结果

果粉添加量		平方和	自由度	均方差	F	Sig.
硬度	组间	186.651	4	46.663	0.147	0.960
	组内	3170.647	10	317.065		
	总数	3357.298	14			
产气量	组间	47.600	4	11.900	19.833	0.000
	组内	6.000	10	0.600		
	总数	53.600	14			
崩解时限	组间	28182.933	4	7045.733	18.879	0.000
	组内	3732.000	10	373.200		
	总数	31914.933	14			

2. 总酸碱的含量比例

果粉含量所占的比例为 30%，总酸碱分别为 40%、45%、50%、55%、60%，填充剂占 30%，以去离子水为润湿剂，60℃干燥制酸碱粒，加入 2% 的润滑剂 PEG6000 后 5MPa 压片，测定泡腾片产品的硬度、产气量、崩解时限。

如图 18-6 所示，产品硬度在总酸碱添加比例增加时基本不变。总酸碱添加在一定比例范围内，随着总酸碱含量的增加酸含量会升高，使酸碱反应彻底，产气量增加，而总酸碱的含量超过50%时，产气量的增加并不显著，由于速溶粉比例下降导致产气反应并不彻底。崩解时限则是随着速溶粉添加的增加而呈下降趋势，崩解时限越来越快。利用SPSS19.0将试验所得多指标数据进行统计学分析运算，结果见表18-4所示。总酸碱添加量对产气量和崩解时限影响显著（$Sig. < 0.001$ 或 $Sig. < 0.05$）；对硬度没有显著性差异（$Sig. = 0.478$）。而当总酸碱比例在40%~45%时崩解时限接近3min。综合分析，选择总酸碱添加量为50%。

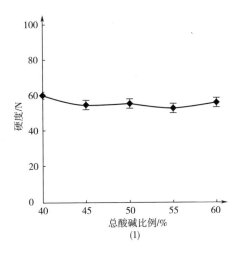

(1)

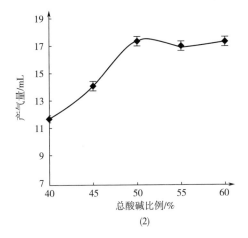

(2)

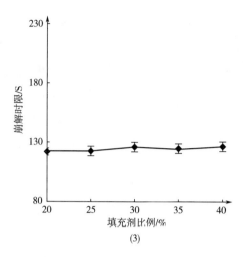

(3)

图 18-6   总酸碱添加量对无梗五加果泡腾片品质的影响

表 18-4   不同的总酸碱添加量的方差分析和 Duncan 多重比较结果

总酸碱添加量		平方和	自由度	均方差	F	$Sig.$
硬度	组间	3146. 394	4	786. 598	0. 944	0. 478
	组内	8329. 273	10	832. 927		
	总数	11475. 667	14			
产气量	组间	57. 733	4	14. 433	16. 654	0. 000
	组内	8. 687	10	0. 867		
	总数	66. 400	14			
崩解时限	组间	21112. 933	4	5278. 233	16. 505	0. 000
	组内	3198. 000	10	319. 800		
	总数	24310. 933	14			

3. 填充剂的含量比例

按上述确定下来的果粉含量 30%、总酸碱含量 50%，填充剂分别占 20%、25%、30%、35%、40%，以去离子水为润湿剂，60℃干燥制酸碱粒，加入 2% 的润滑剂 PEG6000 后 5MPa 压片，测定泡腾片产品的硬度、产气量、崩解时限。

如图 18-7 所示，产品硬度、产气量、崩解时限均在填充剂添加比例增加时基本不变。利用 SPSS19.0 将试验所得多指标数据进行统计学分析运算，结果见表 18-5。填充剂添加量对硬度、产气量和崩解时限均没有显著性差异（ $Sig.$ = 0.621、0.420、0.459）。所以填充剂不在正交试验考虑的因素范围内。

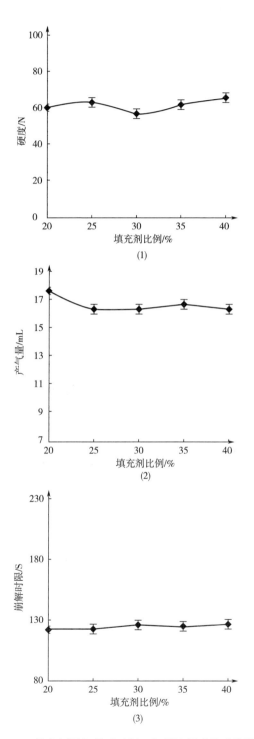

图 18-7　填充剂添加量对无梗五加果泡腾片品质的影响

表 18-5　　不同的填充剂添加量的方差分析和 Duncan 多重比较结果

填充剂添加量		平方和	自由度	均方差	F	Sig.
硬度	组间	150.477	4	37.619	0.681	0.621
	组内	552.048	10	55.205		
	总数	702.525	14			
产气量	组间	4.000	4	1.000	1.071	0.420
	组内	9.333	10	0.933		
	总数	13.333	14			
崩解时限	组间	412.933	4	103.233	0.984	0.459
	组内	1048.667	10	104.867		
	总数	1461.600	14			

4. 润滑剂的含量比例

按上述确定下来的果粉含量 30%、总酸碱含量 50%、填充剂含量，以去离子水为润湿剂，60℃干燥制酸碱粒，分别加入 1%、1.5%、2%、2.5%、3% 的润滑剂 PEG6000 后 5MPa 压片，测定泡腾片产品的硬度、产气量、崩解时限。

如图 18-8 所示，产品产气量、崩解时限均在润滑剂添加比例增加时基本不变。产品的硬度随润滑剂添加的增多而减小。利用 SPSS19.0 将试验所得多指标数据进行统计学分析运算，结果见表 18-6。润滑剂添加量对硬度、产气量和崩解时限均没有显著性差异（$Sig.=0.621$、0.420、0.459）。润滑剂添加量对硬度影响显著（$Sig.<0.001$ 或 $Sig.<0.05$）；对产气量和崩解时限没有显著性差异（$Sig.=0.316$、0.997）。当润滑剂含量为 1%~1.5% 时，产品硬度差异不显著，随着润滑剂的增加产品硬度随之减少。综合分析，选择润滑剂添加量为 1.5%。

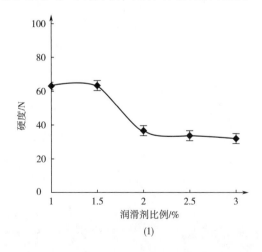

(1)

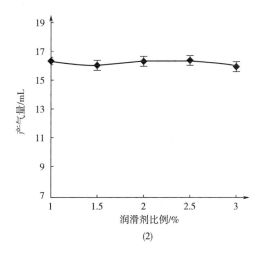

(2)

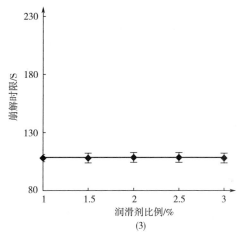

(3)

图 18-8 润滑剂添加量对无梗五加果泡腾片品质的影响

表 18-6 不同的润滑剂添加量的方差分析和 Duncan 多重比较结果

润滑剂添加量		平方和	自由度	均方差	F	Sig.
硬度	组间	6094.141	4	1523.535	85.055	0.000
	组内	447.808	25	17.912		
	总数	8541.949	29			
产气量	组间	0.800	4	0.200	1.250	0.316
	组内	4.000	25	0.160		
	总数	4.800	29			

续表

润滑剂添加量		平方和	自由度	均方差	F	Sig.
	组间	1.867	4	0.467	0.041	0.997
崩解时限	组内	288.000	25	11.520		
	总数	289.867	29			

(三) 产品原辅料用量的优化

通过原辅料配比的单因素试验确定对产品品质主要影响因子，通过正交试验对其交互作用的分析，优化无梗五加果泡腾片的原辅料配比。

1. 正交试验因素水平选取

正交试验因素水平见表 18-7 所示。

表 18-7 L_9（3^3）正交试验因素水平

水平	因素		
	果粉添加量/% X_1	总酸碱添加量/% X_2	润滑剂添加量/% X_3
1	20	45	1
2	25	50	1.5
3	30	55	2

2. 正交试验结果分析

正交试验结果见表 18-8 所示。

表 18-8   正交试验结果

试验号	X_1/%	X_2/%	X_3/%	Y_1/N	Y_2/s	Y_3/mL
1	20	45	1	69.013	189	7
2	20	50	1.5	67.357	119	10
3	20	55	2	59.483	90	16
4	25	45	2	53.623	138	10
5	25	50	1	72.017	132	14
6	25	55	1.5	63.610	98	17
7	30	45	1.5	61.013	141	13
8	30	50	2	51.670	92	20
9	30	55	1	99.493	89	22

注：X_1 果粉添加量；X_2 总酸碱添加量；X_3 PEG6000 添加量；Y_1 硬度；Y_2 崩解时限；Y_3 产气量。

3. 方差分析

正交试验线性回归方差分析见表18-9所示。

表 18-9 正交试验线性回归方差分析

模型	硬度 Y_1			崩解时限 Y_2			产气量 Y_3		
	B	平方和	*Sig.*	B	平方和	*Sig.*	B	平方和	*Sig.*
常量	73.193		0.002	239.889		0.000	−2.333		0.251
X_1	2.720		0.459	−12.667		0.018	3.667		0.001
X_2	6.490		0.114	−31.833		0.000	4.167		0.000
X_3	−12.625		0.014	−15.000		0.009	0.500		0.368
回归		1253.356	0.041		8392.833	0.001 a		186.333	0.001
残差		345.947			400.056			7.667	
总计		15599.303			8792.889			194.000	
R^2		0.784			0.955			0.960	

注：a 预测变量。

使用SPSS19.0软件对试验数据（表）进行多元回归分析，分别获得果粉添加量（X_1）、总酸碱添加量（X_2）、PEG6000添加量（X_3）、硬度（Y_1）、崩解时限（Y_2）、产气量（Y_3）的线性回归方程：

$$Y_1 = 73.193 + 2.720X_1 + 6.490X_2 - 12.625X_3 \quad (R^2 = 0.784)$$

$$Y_2 = 239.889 - 12.667X_1 - 31.883X_2 - 15.000X_3 \quad (R^2 = 0.955)$$

$$Y_3 = -2.333 + 3.667X_1 + 4.167X_2 + 0.500X_3 \quad (R^2 = 0.960)$$

通过分析回归系数可知，各回归方程的决定系数（R^2）均大于0.7，说明这3个回归模型拟合性较好。影响产品硬度的最主要因素为X_3 PEG6000添加量，其次为X_2总酸碱添加量和X_1果粉添加量即$X_3 > X_2 > X_1$，其中X_2、X_1影响不显著；影响产品崩解时限的最主要因素为X_2总酸碱添加量，其次为X_3 PEG 6000添加量和X_1果粉添加量即$X_2 > X_3 > X_1$，其中X_3、X_1影响显著；影响产品产气量的最主要因素为X_2总酸碱添加量，其次为X_1果粉添加量和X_3PEG 6000添加量即$X_2 > X_1 > X_3$，其中X_2、X_1影响显著，X_3无显著影响。

4. 验证试验

由于单因素试验中得出的最佳工艺条件果粉添加含量30%、总酸碱添加含量50%、润滑剂添加含量1.5%（即$A_3B_2C_2$）未在正交试验表中。而正交试验表中得出产品质量最好的一组：果粉添加含量30%、总酸碱添加含量 55%、润滑剂添加含量 1%，即 $A_3B_3C_1$，制得的泡腾片硬度为 99.493N、崩解时限为 89s、产气量为 22mL。故需要做验证试验加以确定最佳工艺条件。

如表 18-10 所示，$A_3B_3C_1$ 条件下的产气量比 $A_3B_2C_2$ 高，并且崩解时限更短。虽然 $A_3B_3C_1$ 条件下生产出的泡腾片硬度稍大一些，但究其良好的溶解性和泡腾特性，$A_3B_3C_1$ 配方要强于 $A_3B_2C_2$。产品硬度稍大可在产品包装上解决此问题所带来的不利。综合分析得出，$A_3B_3C_1$ 即果粉添加含量 30%、总酸碱添加含量 55%、润滑剂添加含量 1% 为最佳原辅料配比。

表 18-10 验证试验

项目	硬度/N	崩解时限/s	产气量/mL
$A_2B_2C_2$	70.060	161	17.33
$A_3B_3C_1$	89.493	89	22

5. 产品口味调整

按照原配方：无梗五加果粉 30%，总酸碱（柠檬酸与碳酸氢钠的摩尔比为 1:2.5）55%，木糖醇 14%，PEG 6000 1%，所制产品虽具有无梗五加果特殊风味但甜度不够，口感不佳。故添加 0.3g/kg 的安赛蜜提高其甜度（GB 2760—2014《食品安全国家标准 食品添加剂使用标准》）。

三、结论

根据果粉添加含量、总酸碱添加含量、填充剂添加含量、润滑剂添加含量 4 个因素对产品质量影响的单因素试验及 Duncan 分析结果显示，在本试验所设定的因素和水平下，果粉添加含量、总酸碱添加含量和润滑剂添加含量这 3 个因素对产品质量均有一定的影响。最佳原辅料配比为：果粉添加含量 30%、总酸碱添加含量 50%、润滑剂添加含量 1.5%。

一次回归正交试验结果表明，果粉添加量、总酸碱添加量、润滑剂添加量对产品硬度、产气量和崩解时限均有影响。对硬度影响的顺序为润滑剂添加量>总酸碱添加量>速溶粉添加量，其中润滑剂添加量影响显著；对产气量影响的顺序为总酸碱添加量>果粉的添加量>润滑剂的添加量，影响均显著；对崩解时限的影响顺序为总酸碱的添加量>润滑剂的添加量>果粉的添加量，其中总酸碱添加量和润滑剂添加量影响显著。

无梗五加果泡腾片在生产时原料为无梗五加果粉，选择水作为润湿剂，柠檬酸作为酸源，碳酸氢钠作为 CO_2 源，木糖醇作为填充剂，PEG6000 作为润滑剂。最终产品加工最优配方为：

无梗五加果粉 　　　　　　　　　　　　　　　30%；

总酸碱（柠檬酸与碳酸氢钠的摩尔比为 1∶2.5）　　55%；

木糖醇　　　　　　　　　　　　　　　　　　14%；

PEG6000　　　　　　　　　　　　　　　　　1%；

安赛蜜　　　　　　　　　　　　　　　　　　0.03%。

第三节　无梗五加泡腾片稳定性

一、材料与方法

（一）材料

无梗五加果泡腾片，按本章第二节优化工艺参数进行制备。

（二）主要设备

AL104 型电子分析天平，梅特勒-托利多仪器（上海）有限公司；DHG-9070A 型鼓风干燥箱，上海精宏试验设备有限公司。

（三）方法

1. 无梗五加果泡腾片稳定性研究

随机抽取塑封包装好的无梗五加果泡腾片样品，在温度（40±2）℃、相对湿度 80%±5% 的条件下，恒温恒湿放置 3 个月，间隔地在试验期间的开始、第 1 个月、第 2 个月、第 3 个月时各随机取样一次，通过理化指标进行检测后，再进行科学的统计学分析。

2. 产品品质测定

（1）感官指标　评定方法同第十八章第二节。

（2）崩解时限的测定　测定方法同第十八章第二节。

（3）产气量的测定　测定方法同第十八章第二节。

二、结果与分析

如表 18-11 所示，经过 3 个月的加速试验 3 批无梗五加果泡腾片产品的片剂光洁度和汤色基本没有改变，保持鲜艳的棕红色；重量差异也未超过 25mg，符合果粉的产品质量要求（王晓瑜 2014）；崩解时限均不超过 3min，起泡性、发泡量也比较良好。

表 18-11　　　　　无梗五加果泡腾片温度湿度加速试验结果

批号	时间 /月	性状	质量差异 /mg	崩解时限 /s	产气量 /mL
20141013	0	片剂光洁、整齐，汤色红棕色	0	88	22
	1	片剂无明显变化，汤色无异常	+10	102	23
	2	片剂无明显变化，汤色无异常	+9	154	20
	3	片剂无明显变化，汤色无异常	+18	153	21
20141014	0	片剂光洁、整齐，汤色红棕色	0	88	23
	1	片剂无明显变化，汤色无异常	+12	98	20
	2	片剂无明显变化，汤色无异常	+15	142	21
	3	片剂有细微麻点，汤色无异常	+21	151	20
20141015	0	片剂光洁、整齐，汤色红棕色	0	89	22
	1	片剂无明显变化，汤色无异常	+15	141	23
	2	片剂无明显变化，汤色无异常	+11	138	20
	3	片剂无明显变化，汤色无异常	+17	160	20

三、结论

经过 3 个月的加速试验，3 批无梗五加泡腾片均符合产品要求。

参考文献

［1］阿布拉江·克依木. 黄酮苷类天然产物的质谱分析方法研究［J］. 中国协和医科大学学报. 2006.

［2］安晓婷，周涛，李春阳，等. 大孔树脂纯化蓝莓果渣多酚及其组成分析［J］. 食品科学，2013，34（20）：1-6.

［3］曹建国，赵则海，杨逢建. 刺五加叶中金丝桃苷含量的测定［J］. 植物学通报，2005，22（2）：203-206.

［4］曹建国，祖元刚，杨逢建. 不同生境下刺五加金丝桃苷含量的季节变化［J］. 应用生态学报，2005，16（6）：1007-1010.

［5］陈季武，胡天喜. 测定 OH 产生与清除的化学发光体系［J］. 生物化学与生物物理进展，1992（02）：136-140.

［6］陈暖，周玖. 自由基医学［M］. 北京：人民医学出版社，1991.

［7］陈业高. 植物化学成分［M］. 北京：化学工业出版社. 2004.

［8］陈木森，上官新晨，徐睿庸. 大孔树脂纯化青钱柳多糖的研究［J］. 西北农业学报，2007，16（4）：275-278.

［9］陈美红，徐玉娟，李春美. NKA 大孔树脂分离纯化桑葚红色素的研究［J］. 食品科技，2007，32（10）：178-180.

［10］陈乃东，周守标，王春景，等. 春花胡枝子黄酮类化合物的提取及清除羟自由基作用的研究［J］. 食品科学，2007，28（1）：86-90.

［11］陈留勇，孟宪军，贾薇，等. 黄桃水溶性多糖的抗肿瘤作用及清除自由基、提高免疫活性研究［J］. 食品科学，2004，25（1）：167-170.

［12］丁永芳，周玲玲，方泰惠. 紫七软肝颗粒对小鼠免疫功能的影响［J］. 中国中医药信息杂志，2003，10（5）：20-21.

［13］戴富才，赵娣，孙傲. 大孔树脂对枣皮红色素的分离纯化［J］. 安徽农业科学，2012，40（35）：17298-17300.

［14］龚盛昭，杨卓如，曾海宇. 微波辅助法萃取当归多糖的条件优化［J］. 食品与发酵工业，2004，30（7）：125-128.

［15］国家药典委员会. 中国药典 2010 年版二部［M］. 北京：中国医药科技出版社，2010.

［16］郭建平. 葛根总黄酮不同工艺提取工艺的探讨［J］. 中草药，1995，26

（10）：522.

[17] 郭亚健，范莉，王晓强，等．关于 NaNO$_2$-Al（NO$_3$）$_3$-NaOH 比色法测定总黄酮方法的探讨 [J]．药物分析杂志，2002，22（2）：97-99.

[18] 何雄，周静峰，师邱毅，等．甘蔗皮花色苷的提取工艺及稳定性初探 [J]．食品工业科技，2011，32（12）：371-376.

[19] 胡亚琴，曹阳．超滤膜技术在多糖提取方面的应用 [J]．生物技术通讯，2005，16（2）：228-230.

[20] 霍秀敏．稳定性试验与药品的有效期 [J]．药品评价，2007，4（1）：56-58.

[21] 纪丽莲．荷叶中抑菌成分的提取及其抑菌活性的研究 [J]．食品科学，1999（8）：64-66.

[22] 蒋忠良，陈胃远，伍越环．金丝桃甙的合成研究 [J]．药学学报，1994，29（11）：874-876.

[23] 金鑫，赖凤英．仙人掌多糖的提取、分离纯化及 GPC 法测定其分子量 [J]．现代食品科技，2006（2）：138-140；149.

[24] 康纯，闻莉毓，丁仲伯．微乳薄层色谱用于黄酮类成分分离鉴定的研究 [J]．药物分析杂志，2000，20（2）：121-124.

[25] 克热木江·吐尔逊江，努尔阿米娜·阿布都肉苏，等．新疆野苹果果实中总黄酮的提取工艺 [J]．食品科学，2012，33（10）：20-23.

[26] 李芙蓉，吕博．刺五加多糖的微波提取及含量测定 [J]．新疆中医药，2003，21（1）：11-12.

[27] 李宏燕，樊君．大枣多糖的水提醇沉工艺研究 [J]．宁夏工程技术，2005，4（3）：265-267.

[28] 李静，聂继云，王孝娣，等．Folin-Ciocalteus 法测定葡萄和葡萄酒中的总酚 [J]．中国南方果树，2007，36（6）：86-87.

[29] 李琳，朱杰，傅小琴，等．中试超滤系统浓缩分离南瓜多糖 [J]．食品科学，2009，30（22）：33-34.

[30] 李叶，唐浩国，刘建学，等．黄酮类化合物抑菌作用的研究进展 [J]．农产品加工学刊，2008（12）：53-55.

[31] 李颖畅，郑凤娥，孟宪军．大孔树脂纯化蓝莓果中花色苷的研究 [J]．食品与生物技术学报，2009，28（4）：496-500.

[32] 李颖畅．蓝莓花色苷的提取及生理功能研究 [D]．沈阳农业大学学报，2008.

[33] 李知敏，王伯初，周菁，等．植物多糖提取液的几种脱蛋白方法的比较分析 [J]．重庆大学学报，2004，27（8）：57-59.

[34] 梁淑芳，马耀光，马柏林．山楂黄酮的薄层色谱分离鉴定研究 [J]．林产化学与

工业，2003，23（4）：86.

［35］林捷等．柚皮提取物的抑菌作用研究［J］．华南农业大大学学报，1999，20（3）：59-62.

［36］刘海燕，郭秒，慕跃林，等．环糊精的性质和应用［J］．中国食品添加剂，2004，5：67-69.

［37］刘箭．生物化学实验教程［M］．北京：科学出版社，2004.

［38］刘颖华，何开泽，张军峰，等．川牛膝多糖的分离纯化及单糖组成［J］．应用与环境生物学报，2003，9（2）：141-145.

［39］陆珞，关键，蔡恩博，等．星点设计-效应面法优选短梗五加叶中金丝桃苷的提取工艺［J］．食品科学，2010，31（18）：46-49.

［40］罗晓健，辛洪亮，饶小勇，等．板蓝根泡腾片干法制粒工艺研究［J］．中国中药杂质，2008，33（12）：1402-1406.

［41］吕春茂，王新现，包静，等．越橘果实花色苷的体外抗氧化性［J］．食品科学，2010，31（23）：27-31.

［42］马柏林，梁淑芳，董娟娥，等．杜仲黄酮的微乳薄层色谱分离鉴定研究［J］．西北林学院学报，2001，16（2）：72-74.

［43］马丽，覃小林，刘雄民，等．螺旋藻多糖的纯化和高效液相色谱分析［J］．化工技术与开发，2004，33（2）：29-32.

［44］牛广财．马齿苋多糖及黄酮类化合物的研究［J］．沈阳农业大学博士学位论文，2005.

［45］潘京一，杨隽，潘喜，等．枸杞子抗疲劳与增强免疫作用的实验研究［J］．上海预防医学杂志，2003，15（8）：377-379.

［46］彭维，黄琳，关倩怡，等．红腺忍冬的质量研究［J］．中山大学学报（自然科学版），2010，49（06）：142-144.

［47］任顺成，丁霄霖．大孔树脂对玉米须类黄酮的吸附分离特性研究［J］．食品与发酵工业，2003，29（12）：17-21.

［48］任顺成，丁霄霖．玉米须黄酮类测定方法的研究［J］．食品科学，2004，24（3）：139-141.

［49］邵盈盈．蓝莓总黄酮的提取纯化及紫心甘薯总黄酮的抗衰老作用评价［D］．浙江大学学报，2013.

［50］水明磊，籍保平，李博，等．大孔树脂对苹果渣中多酚与果胶分离的研究［J］．食品科学，2007，28（12）：50-55.

［51］孙彩玲，田纪春，张永祥．TPA质构分析模式在食品研究中的应用［J］．试验科学与技术，2007，5（2）：1-4.

［52］孙晓侠．紫甘薯花色苷结构鉴定及抗氧化、降血糖功能的研究［D］．天津科技大学，2006.

［53］孙元琳，顾小红，汤坚，等．当归水溶性多糖的分离、纯化及结构初步分析［J］．食品与生物技术学报，2006，25（1）：1-4.

［54］吴有炜．试验设计与数据处理［M］．苏州：苏州大学出版社，2002：135-142.

［55］吴建中，郭开平．采用超滤技术浓缩提纯南瓜多糖［J］．食品研究与开发，2006，28（2）：41-43.

［56］田金河，曾庆孝，杨程芳．不同显色方法测定绿豆壳中黄酮含量的比较研究［J］．粮油加工与食品机械，2003，11：60-62.

［57］田秀峰，边宝林．中药泡腾片及工艺研究进展［J］．中国中药杂志，2004，（7）：624-627.

［58］王储炎，阎晓明，任子旭，等．不同干燥方式对桑椹果粉物理特性的影响［J］．蚕业科学，2013，39（2）：340-345.

［59］王丽，李化，张钟，等．微波辅助提取苹果皮中的多酚类物质［J］．饮料工业，2007，10（6）：42-45.

［60］王瑞霞．自由基对人体运动能力的影响［J］．当代体育科技，2014，4（22）：22-23.

［61］王文龙，文超越，郭秋平，等．绿原酸的生物活性及其作用机制［J］．动物营养学报，2017，29（07）：2220-2227.

［62］王晓瑜，张磊，陈辉．口捷爽复方泡腾片稳定性考察［J］．实用药物与床，2014，17（4）：466-469.

［63］王秀菊，杜金华，马磊，等．蓝莓酒渣中花色苷提取工艺的优化及稳定性的研究［J］．食品与发酵工业，2009，35（9）：151-156.

［64］王雅，马重华，郭涛，等．杏子果肉多酚超声波辅助提取工艺优化及抗氧化研究［J］．食品与发酵工业，2011，37（12）：193-203.

［65］王忠玲，唐文哲，林芳荣．金丝桃苷对宫颈癌 Hela 细胞凋亡及抗氧化能力的影响［J］．中国煤炭工业医学杂志，2019，22（04）：402-407.

［66］席先蓉，张晓蓉，张红萍，等．石淋通片中黄酮类化合物的含量测定［J］．贵阳中医学院学报，1995，17（3）：59-60.

［67］谢鹏，张敏红．黄酮类化合物抑菌作用的研究进展［J］．中国动物保健，2004，12：35-37.

［68］杨诗婷，王晓倩，廖广辉．金丝桃苷的药理作用机制研究进展［J］．中国现代应用药学，2018，35（06）：947-951.

［69］杨书斌，谢鸿霞，孙敬勇，等．HPLC 法测定山楂中金丝桃苷的含量［J］．中

成药，1999，21（9）：475-477.

[70] 杨铁虹，贾敏，梅其炳．当归多糖对小鼠免疫功能的调节作用 [J]．中成药，2005，27（5）：563-565.

[71] 叶凯珍，黎碧娜，王奎兰，等．多糖的提取、分离与纯化 [J]．广州食品工业科技，2004，20（3）：144-145.

[72] 袁帅，姚胜军．HPLC-ESI-MS/MS 识别蓝莓提取物中的花青素和黄酮醇 [J]．化学学报，2009，67（4）：318-322.

[73] 张素军，瞿伟菁，周淑云．蒺藜皂苷对大鼠小肠 α-葡萄糖苷酶的抑制作用 [J]．中国中药杂志，2006，31（11）：910-913.

[74] 张惟杰．糖复合物生化研究技术 [M]．浙江大学出版社，1999：102-105.

[75] 张晓哲．基于构库思想的中药分离与表征方法研究 [D]．大连：中国科学院大连化学物理研究所，2004.

[76] 张翼伸．多糖的结构测定 [J]．生物化学与生物物理进展，1983（5）：18-23.

[77] 张英，吴晓琴．黄酮类化合物结构与清除活性氧自由基效能关系的研究 [J]．天然产物研究与开发，1999，10（4）：26-33.

[78] 章家胜，陈志武，王瑜，等．金丝桃贰脊髓镇痛作用及其机制研究 [J]．安徽医学，1998，19（5）：3-5.

[79] 赵存梅，朱世斌．药物泡腾剂技术 [M]．北京：化学工业出版社，2007：5-13.

[80] 赵红玉，苗雨，张立钢．双酶法提取蓝靛果果渣中花色苷酶解条件的研究 [J]．中国食品学报，2008，8（4）：75-79.

[81] 赵慧芳，王小敏，闾连飞，等．黑莓果实中花色苷的提取和测定方法研究 [J]．食品工业科技，2008，29（5）：176-179.

[82] 赵宇瑛，张汉锋．花青素的研究现状及发展趋势 [J]．安徽农业科学，2005，33（5）：904-907.

[83] 郑杰，丁晨旭，赵先恩，等．花色苷化学研究进展 [J]．天然产物研究与开发，2011，23（5）：970-978.

[84] 周海梅，马锦琦，李朴，等．系数倍率分光光度法测定银杏叶中总黄酮的含量 [J]．洛阳医专学报，1999，17（2）：100-101.

[85] 周家华，翟佳佳．固体饮料的开发应用研究现状 [J]．农产品加工学刊，2009（5）：14-17.

[86] 周剑忠，单成俊，李莹，等．黑莓速溶粉加工工艺的研究 [J]．江西农业学报，2009，21（6）：88-89.

[87] 周玮婧，孙智达，谢笔钧，等．荔枝皮原花青素提取、纯化及抗氧化活性研究

［J］．食品科学，2009，30（8）：68-71．

［88］周正华，杜安全，王先荣．百蕊草总黄酮的含量测定［J］．安徽医药，2002，6（1）：63-64．

［89］Ahmed M，Akter M S，Eun J B．Optimization conditions for anthocyanin and phenolic content extraction form purple sweet potato using response surface methodology［J］．International Journal of Food Sciences and Nutrition，2011，62（1）：91-96．

［90］Brecker L，Wicklein D，Moll H，et al. Structural and immunological properties of arabinogalactan polysaccharides from pollen of timothy grass（Phleum pratense L.）［J］．Carbohydrate Research，2005，340（4）：657-663．

［91］Chen H X，Zhang M，Xie B J．Components and antioxidant activity of polysaccharide conjugate from green tea［J］．Food Chemistry，2005，90（1-2）：17-21．

［92］Chun H，Shin D H，Hong B S，et al. Purification and Biological Activity of Acidic Polysaccharide from Leaves of Thymus vulgaris L.［J］．Biological & Pharmaceutical Bulletin，2001，24（8）：941-946．

［93］Coimbra M A，Barros A，Barros M，et al. Multivariate analysis of uronic acid and neutral sugars in whole pectic samples by FT-IR spectroscopy［J］．Carbohydrate Polymers，1998，37（3）：241-248．

［94］Corrales M，García A F，Butz P，et al. Extraction of anthocyanins from grape skins assisted by high hydrostatic pressure［J］．Journal of Food Engineering，2009，90（4）：415-421．

［95］Dai J，Gupte A，Gates L，et al. A comprehensive study of anthocyanin-containing extracts from selected blackberry cultivars：extraction methods，stability，anticancer properties and mechanisms［J］．Food & Chemical Toxicololgy，2009，47（4）：837-847．

［96］D'Alessandro L G，Dimitrov K，Vauchel P，et al. Kinetics of ultrasound assisted extraction of anthocyanins from Aronia melanocarpa（black chokeberry）wastes［J］．Chemical Engineering Research and Design，2014，92（10）：1818-1826．

［97］Dok-Go H，Lee K H，Kim H J，et al. Neuroprotective effects of antioxidative flavonoids，quercetin，（+）-dihydroquercetin and quercetin 3-methyl ether，isolated from Opuntia ficus-indica var. saboten［J］．Brain research，2003，965（1-2）：130-136．

［98］Franz G. Polysaccharides in pharmacy：current applications and future concepts［J］．Planta Medica，1989，55（06）：493-497．

［99］Garzón G A，Wrolstad R E. Major anthocyanins and antioxidant activity of Nasturtium flowers（Tropaeolum majus）［J］．Food Chemistry，2009，114（1）：44-49．

［100］Haeggstrom E，Luukkala M. Ultrasound detection and identification of foreign bodies in food products [J]. Food Control, 2004, 15 (1): 37-45.

[101] Husain S R, Cillard J, Cillard P. Hydroxyl radical scavenging activity of flavonoids [J]. Phytochemistry , 1987, 26 (9): 2487-2491.

[102] Hwang Y P, Choi J H, Han E H, et al. Purple sweet potato anthocyanins attenuate hepatic lipid accumulation through activating adenosine monophosphate-activated protein kinase in human HepG2 cells and obese mice [J]. Nutrition Research, 2011, 31: 896-906.

[103] Liu Z, Mei L, Wang Q, et al. Optimization of subcritical fluid extraction of seed oil from Nitraria tangutorum using response surface methodology [J]. LWT-Food Science and technology, 2014, 56 (1): 168-174.

[104] Lu Y R, Foo L Y . Antioxidant and radical scavenging activities of polyphenols from apple pomace [J]. Food Chemistry, 2000, 68 (11): 81-85.

[105] Sancho R A S, Pastore G M. Evaluation of the effects of anthocyanins in type 2 diabetes [J]. Food Research International, 2012, 46 (1): 378-386.

[106] Roos Y, Karel M. Plasticizing effect of water on thermal behavior and crystallization of amorphous food models [J]. Journal of food science, 1991, 56 (1): 38-43.

[107] Rychlinska I, Gudej J. Qualitative and quantitative chromatographic investigation of hydroquinone derivatives in Pyrus communis L. flowers [J]. Acta poloniae pharmaceutica, 2003, 60 (4): 309-312.

[108] Xia M, Ling W H, Zhu H L. Anthocyanin attenuates CD40-mediated endothelial cell activation and apoptosis by inhibiting CD40-induced MAPK activation [J]. Atherosclerosis, 2009, 202: 41-47.

[109] Yang Z, Zhai W. Optimization of microwave-assisted extraction of anthocyanins from purple corn (Zea mays L.) cob and identification with HPLC-MS [J]. Innovative food science & emerging technologies, 2010, 11 (3): 470-476.